Tussen hoop en vrees
Palliatieve behandeling en communicatie in ziekenhuizen

Tussen hoop en vrees

Palliatieve behandeling en communicatie in ziekenhuizen

Anne-Mei The

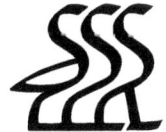

Bohn Stafleu van Loghum
Houten 2006

© 2006 Bohn Stafleu van Loghum, Houten
Alle rechten voorbehouden. Niets uit deze uitgave mag worden verveelvoudigd, opgeslagen in een geautomatiseerd gegevensbestand, of openbaar gemaakt, in enige vorm of op enige wijze, hetzij elektronisch, mechanisch, door fotokopieën, opnamen, of enig andere manier, zonder voorafgaande schriftelijke toestemming van de uitgever.
Voor zover het maken van kopieën uit deze uitgave is toegestaan op grond van artikel 16b Auteurswet 1912 j° het Besluit van 20 juni 1974, Stb. 351, zoals gewijzigd bij Besluit van 23 augustus 1985, Stb. 471 en artikel 17 Auteurswet 1912, dient men de daarvoor wettelijk verschuldigde vergoedingen te voldoen aan de Stichting Reprorecht (Postbus 3060, 2130 KB Hoofddorp). Voor het overnemen van (een) gedeelte(n) uit deze uitgave in bloemlezingen, readers en andere compilatiewerken (artikel 16 Auteurswet 1912) dient men zich tot de uitgever te wenden.

ISBN 90 313 4703 5
NUR 897

Ontwerp omslag: Nanja Toebak, 's-Hertogenbosch
Ontwerp binnenwerk: Designwork-bno, Deventer
Automatische opmaak: Alfabase, Alphen aan den Rijn

Bohn Stafleu van Loghum	Distributeur in België:
Het Spoor 2	Standaard Uitgeverij
Postbus 246	Belgiëlei 147a
3990 GA Houten	2018 Antwerpen
www.bsl.nl	www.standaarduitgeverij.be

Het verhaal van de hoop — 9

Deel 1 Slecht nieuws — 11

1 Patiënten — 13
- Meneer Wiersema — 13
- Slecht nieuws voor Wiersema — 13
- Meneer Dekker — 16
- Meneer Dekker verborg zijn klachten — 17
- Heb ik een keuze? — 18
- Meneer Heuvel — 19

2 Arts en verpleegkundige — 24
- Het kleincellig bronchuscarcinoom en de behandeling — 24
- Kiezen voor de behandeling — 25
- Het contact met de patiënt en partner — 26

Deel 2 Kuren, hopen en doorzetten — 29

3 Opwaartse lijn — 31
- De behandeling slaat goed aan — 31
- Naar het ziekenhuis komen — 32
- Meneer Wiersema doet zijn best — 32
- 'Na drie kuren is het weg' — 33
- Het geheim — 34
- Dekker en Wiersema steunen elkaar — 35

4 'Rescue'-therapie — 37
- Onenigheid — 37
- 'Rode behandelingswaas' — 38
- 'Dip' na chemotherapie — 39

5 Hoop op genezing — 42
- Foto's en scans — 42
- Remissie — 43
- 'Brigitte is genezen verklaard!' — 44
- 'Wat vertellen artsen?' — 44
- Toneelstuk — 46

6 Reflectie en onrust — 47
- 'Dus u bent tevreden?' — 47
- Meneer Wiersema houdt vol — 48
- Mevrouw Dekker is ongerust — 49
- Vakantie — 51
- Meneer Koster denkt na over zijn leven — 53

Deel 3 Variaties op een recidief — 55

7	**Recidief**	**57**
	Weerzien met meneer Dekker	57
	Uitzaaiing in het hoofd	58
	Opnieuw kuren	60
	Weerzien met Wiersema	60
	College	62
	Meneer Dekker voelt zich weer niet goed	63
	Opnieuw progressie	64
	Meneer Bokjes heeft een recidief	65
	'Dit is het normale verloop van deze ziekte'	66
8	**Twijfel**	**68**
	'Nu de vruchten plukken'	68
	'Vertellen ze wel alles?'	68
	De dove rechterkant	69
	Dokter Racz	70
	Het gesprek	71
	Andere houding	73
	Ontsteking of progressie?	74
	Sinterklaas	76
	Uitzaaiing in het hoofd	76
	Het confronterende contact	77
	Reünie in de wachtkamer	78
	Recidief voor meneer Koster	79
	'Patiënten moeten steeds kiezen'	79
9	**Geen therapie meer voor meneer Wessels**	**81**
	Recidief	81
	'Nu begrijp ik wat de dokter bedoelde'	82
	Wessels wil geen kuur meer	84
	Deel 4 Afscheid	**87**
10	**De waarheid zeggen**	**89**
	Meneer De Jager zet door	89
	Strijdend ten onder	90
	'De Jager is een voorbeeld waarbij het misging'	91
	'Ze spraken ons nooit tegen'	93
	'Moet ik het nu wéér vertellen?'	94
	Mevrouw Gruter wordt weer beter	95
11	**Het vertrouwde ziekenhuis**	**99**
	Naar de polikliniek blijven komen	99
	Hechten en afscheid nemen	100
	Meneer Fresco gaat naar huis	101
	Fresco moet naar de polikliniek	103

	De huisarts	104
	'Om de hete brij'	105
12	**Afscheid**	**107**
	Afscheid van meneer Dekker	107
	'Dekkertje is er niet meer'	108
	Reanimatie	109
	De schaduw van Dekker	110
	Het adressenboekje van Bokjes	111
	Meneer Wiersema komt niet op de polikliniek	112
	Afscheid	113
	De begrafenis	115
	Terugblik	**116**
13	**Hoop op genezing**	**118**
	Fatale afloop wordt weggemoffeld	118
	Lange- en kortetermijnperspectief	118
	Taalgebruik	119
	De patiënt	120
	Kostbare tijd	121
	Arts en patiënt in de houdgreep	121
	Verantwoording	**123**
	Woord van dank	**124**

Het verhaal van de hoop

'Het is ongelooflijk,' de man naast me in de wachtkamer buigt zich naar me toe, 'maar die kanker daar heb ik geen last meer van. Die is helemaal weg. Dokter Liem heeft me genezen verklaard.' Ik kijk hem onderzoekend aan. Meneer Van der Ploeg knikt nogmaals. Zijn hand zoekt die van zijn vrouw. Zij frummelt met haar zakdoek. 'We zijn zo gelukkig,' zegt ze door haar tranen heen.

'Hoe is het mogelijk?' gaat het door me heen. 'Zij denken dat hij beter is. Wat is hier aan de hand?' In gedachten hoor ik de waarschuwende stem van de hoogleraar Longziekten: 'Over anderhalf jaar zit in de wachtkamer een nieuwe patiëntenpopulatie.' De woorden van Van der Ploeg laten me niet meer los. Heb ik de prognose van patiënten met deze ziekte verkeerd begrepen? In de koffiekamer pak ik een dik boek uit de kast. 'Longziekten' staat er met grote letters op de kaft[1]. In de inhoudsopgave zoek ik naar de ziekte van Van der Ploeg:

'Onbehandeld leidt elk longcarcinoom vroeg of laat tot de dood. In het geval van het kleincellig anaplastisch carcinoom is de mediane overlevingsduur na het stellen van de diagnose hoogstens drie maanden.'
'De groeisnelheid van het kleincellig bronchuscarcinoom is zeer groot: de verdubbelingstijd is ruim dertig dagen. In vrijwel alle gevallen blijken bij het eerste onderzoek al metastasen aanwezig te zijn.'
Het kleincellig bronchuscarcinoom is zeer gevoelig voor vele chemotherapeutica. [...] In vele gevallen kan een verlenging van het ziektevrije interval worden bereikt. [...] De resultaten op de langere termijn zijn nog steeds teleurstellend. [...] De prognose is over het geheel genomen steeds slecht. Het merendeel van de patiënten dat niet kon worden geopereerd is binnen twee jaar overleden. [...]

Diagonaal screen ik de bladzijden.
Net als bij meneer Van der Ploeg, bedenk ik. Die had uitzaaiingen in de lever. Bij meneer Van der Ploeg werd driekwart jaar geleden een kleincellig bronchuscarcinoom met uitzaaiingen ontdekt. Volgens hem is hij 'genezen verklaard'. Volgens het leerboek heeft hij waarschijnlijk niet lang meer te gaan.
Met het boek loop ik naar de deur. In de opening blijf ik staan en kijk de wachtkamer in. Een arts loopt met een patiënt zijn spreekkamer binnen. Er gaat een lichtje boven de gesloten deur branden. De patiënten zitten op design-vormgegeven stoelen, die in glooiende lijnen artistiek door de wachtruimte zijn gedrapeerd. Muren met kleurrijke wandschilderingen van jonge kunstenaars. Hoge palmen van waaruit de geluiden van fluitende vogels zijn te horen. Allemaal tekenen van de moderne tijd. Kosten noch moeite zijn gespaard om van de Ruysdaelkliniek een ziekenhuis te maken waar nauwelijks meer associaties zijn met ziekte, lijden en doodgaan.

---

1 Bron: Sluyter, H.J., De Mets, M., Dijkman, J.H., Hilvering, C. (red.)(1993). *Longziekten. Assen/Maastricht: Van Gorcum*

Van der Ploeg wacht bij de balie op zijn ziekenhuispasje en een nieuwe controleafspraak. Een geruite pet bedekt zijn kale hoofd. Zijn jasje zit te ruim. Hij is gedurende de behandeling met chemotherapie flink afgevallen. 'De dokter heeft me genezen verklaard', gonst door mijn hoofd. Hoe kan het dat hij niet weet dat hij heel binnenkort dood zal gaan?

Op deze ochtend ontstond het idee voor dit boek. Op de polikliniek Longoncologie trof ik taferelen die ik niet verwachtte. Ongeneeslijke patiënten van wie het leven enkele maanden tot jaren werd verlengd, leken niet bezig te zijn met hun naderende dood. Ze waren vol hoop en maakten plannen voor de toekomst. En ze vertelden 'genezen te zijn'.

Het was in de jaren negentig van de vorige eeuw. Een tijd waarin 'informed consent' en het zelfbeschikkingsrecht hoogtij vierden. Er was net een wet (Wet op de Geneeskundige Behandelingsovereenkomst) van kracht die artsen verplichtte patiënten naar waarheid in te lichten.

Toen ik ernaar vroeg, zeiden artsen en verpleegkundigen de hoop van patiënten te herkennen. Op de vraag waarom die hoop er was, kwamen verschillende antwoorden. Artsen vonden het 'patiënten eigen'. Verpleegkundigen noemden als voornaamste oorzaak de gebrekkige voorlichting.

Ik wilde weten hoe het komt dat patiënten met nog maar korte tijd te leven zo hoopvol kunnen zijn, en waarom ze niet over hun ziekte weten wat artsen en verpleegkundigen wel weten. Vijf jaar lang volgde ik dertig longkankerpatiënten vanaf de diagnose tot hun overlijden. Ik zat bij het spreekuur op de polikliniek, liep mee op de verpleegafdeling en zocht ze thuis op.

Deel 1 Slecht nieuws

Patiënten

Meneer Wiersema
10 maart. 'Ik heb dit ziekenhuis nog van ramen voorzien,' zegt meneer Wiersema trots. Zijn met pleisters beplakte hand rust op de infuuspaal op wieltjes naast hem. We zitten in de hal voor de verpleegafdeling. Morgen begint hij aan zijn tweede chemokuur, waarvoor hij is opgenomen in het ziekenhuis.

Vanaf zijn zeventiende is hij glaszetter. Nu is hij chef van de afdeling. Ieder jaar leidt hij een lichting nieuwe jongens op. Er wordt gezegd dat hij het snelst ramen kan zetten van het bedrijf.

'Het geheim...' zegt de man in gestreepte pyjama, 'om halfzeven 's morgens draai ik een grote voorraad shagjes. Mijn vrouw smeert een stapel boterhammen en zet een flinke thermoskan koffie. Zwarte koffie. Als de jongens en ik tegen zevenen op de plaats van bestemming zijn, steken we eerst een shagje op en drinken een kop koffie. We maken een plan voor de dag. En gaan dan non-stop aan de slag. Geen gezeur. Gewoon doorwerken. Tijdens het werk roken we de voorraad shag op. En om vier uur kan ik weer naar huis.'

'Als die kuren voorbij zijn,' zegt hij terwijl hij de infuuspaal heen en weer beweegt, 'ga ik weer aan het werk.' Hij schraapt zijn keel en laat zijn stem krachtiger klinken. 'Ze hebben me nodig in het bedrijf.'

Ik vraag hoe hij merkte dat hij ziek was. Hij vertelt thuis te zijn gebleven met een zware griep. Dat gebeurde nooit. Toen hij na twee weken weer aan het werk ging, kreeg hij enorme pijn op de borst. 's Middags zat hij weer ziek thuis. Zijn vrouw was ongerust. Ze stond erop dat hij naar de huisarts ging. 'En mijn vrouw is nou eenmaal de baas,' knipoogt hij. De huisarts heeft naar zijn longen geluisterd. Die constateerde een bronchitis. Wiersema kreeg antibiotica. Maar dat hielp niet. Hij is weer naar de huisarts gegaan en kreeg een nieuwe kuur. Ook die hielp niet. Toen heeft de huisarts hem naar het ziekenhuis verwezen.

In het ziekenhuis is Wiersema door de molen gehaald. Er zijn foto's van zijn longen gemaakt. Daar was 'een massa' op te zien, zei de longarts, 'een massa die daar niet thuishoort'. 'Dat klinkt niet best', heeft Wiersema gezegd. Toen zijn ze met een slangetje in zijn longen gegaan om te kijken wat er precies zat. Dat was vreselijk. Wiersema kon haast geen lucht meer krijgen. Een paar dagen later kreeg hij de uitslag.

Slecht nieuws voor Wiersema
8 februari. Halfnegen. De longartsen Licm, Veerman en Heller en arts-assistent Meulman bespreken de patiënten die op het spreekuur komen. In de spreekkamer staat een grote tafel met daarachter een bureaustoel op wieltjes. Aan de muur hangt een lichtbak waarop de röntgenfoto's en CT-scans worden bekeken. Daarvoor is een brede plank bevestigd waarop grote stapels medische dossiers en enveloppen met röntgenfoto's en CT-scans liggen. Naast

de deur is een wastafel met aan weerskanten twee pompjes: zeep en ontsmettingsvloeistof. Daarboven hangt een spiegel. Naast het fonteintje staat de onderzoektafel, met daarover wit papier dat na iedere patiënt wordt vervangen. De kamer wordt verlicht met grote tl-buizen.

Na de voorbespreking verlaten de artsen met statussen onder hun arm de spreekkamer van dokter Liem. Deze knoopt zijn witte jas dicht en pakt een status. 'De eerste patiënt is meneer Wiersema,' zegt hij tegen mij. Er is vorige week onderzoek gedaan. Daaruit blijkt dat de patiënt een kleincellig bronchuscarcinoom heeft met een uitzaaiing in de lever. Dokter Liem moet hem dat vertellen. 'Dat is altijd een moeilijk gesprek,' zegt hij.

De longarts loopt naar de wachtkamer om Wiersema te halen. Ik zet een kruk naast de bureaustoel van Liem en wacht naast de geopende deur.

'Gaat u zitten,' heet de arts het echtpaar Wiersema welkom. 'U hebt mevrouw The al eerder ontmoet,' wijst hij naar mij. 'Als u er geen bezwaar tegen heeft, kijkt ze vandaag weer mee.' De arts neemt plaats achter de tafel waarop het opengeslagen dossier ligt. Wiersema is niet op zijn gemak. Zijn vrouw zit stil en bezorgd naast hem. Zo nu en dan kijkt ze onderzoekend naar haar man.

'De vorige keer hebben we al uitgebreid met elkaar gesproken,' zegt de longarts. Op de röntgenfoto's laat hij zien waarom het gaat, waarover hij ongerust is. Een witte vlek die daar niet thuishoort. De vraag is wat die vlek is. De vorige keer zei de arts bang te zijn voor 'iets kwaadaardigs', maar voor zijn beurt te spreken. Verder onderzoek moest dat uitwijzen. Er is een bronchoscopie gedaan en een CT-scan gemaakt. De uitslagen zijn nu bekend.

'Ik ben bang dat ik slecht nieuws voor u heb,' zegt Liem.

Mevrouw Wiersema sluit haar ogen. Haar man doet zijn handen voor zijn ogen en ademt zwaar. 'U heeft een kleincellig bronchuscarcinoom. Gewoon gezegd: u heeft longkanker.' Het is stil. Mevrouw Wiersema kijkt opzij naar haar man.

'Wat nu, zult u misschien denken,' gaat de longarts verder. 'Kan daar wat aan worden gedaan?' Wiersema kijkt de arts oplettend aan. Zijn ogen volgen ononderbroken iedere beweging die hij maakt.

De arts zegt dat er 'gelukkig iets aan gedaan kan worden'. Het liefst zou hij Wiersema opereren. Dan wordt 'de afwijking' eruit gehaald en is het klaar. Maar opereren is helaas uitgesloten. Want de tumor zit tegen de slagader aan. De tweede mogelijkheid is 'niets doen en afwachten wat er verder gebeurt'.

'Maar dan groeit de tumor door,' zegt Wiersema met zijn blik strak op de longarts gericht.

'Dan groeit de tumor door,' knikt deze. De arts noemt de derde optie: chemotherapie. Daar wil hij graag met Wiersema over praten.

Maar eerst vertelt de arts Wiersema waarschijnlijk niet beter te kunnen maken. De tumor is uiterst agressief. Hij groeit snel en zaait zich binnen de kortste keren uit. De kans op genezing is heel klein, ongeveer zeven procent. Maar als Wiersema het wil, kan er nog wel wat worden gedaan. Deze tumor is goed te behandelen met chemotherapie.

Daarvoor moet Wiersema om de drie weken vijf dagen op de verpleegafdeling worden opgenomen. De daaropvolgende drie weken komt hij eens per week op de polikliniek. Dan wordt het bloed gecontroleerd en wordt een foto van de longen gemaakt.

Mevrouw Wiersema vraagt wat ze van de behandeling kunnen verwachten. Dokter Liem legt uit dat, als er niets wordt gedaan, het snel kan zijn afgelopen. De kans is groot dat haar man er over twee, drie maanden niet meer is. Met chemotherapie zijn zijn kansen 'aanmerkelijk gunstiger'. Het voordeel van chemotherapie is dat het 'door het hele lichaam gaat'. Mochten er ergens uitzaaiingen zijn, dan worden die door de chemotherapie 'meegenomen'. Het echtpaar knikt begrijpend.

Liem zegt dat deze tumor uiterst 'hardnekkig' is. Hij heeft nogal eens 'de neiging terug te komen'. Dan moet opnieuw bekeken worden wat er kan worden gedaan. Als de therapie niet aanslaat, wordt de behandeling gestopt. Ook dan zal de situatie opnieuw worden besproken. De arts zegt dat het echtpaar zich moet voorbereiden op 'goede, maar ook op slechte berichten'.

Wiersema vindt het 'ongelooflijk'. Hij voelt zich helemaal niet ziek. Volgend jaar wordt hij vijftig. Hij is nog nooit ziek geweest. En nu: een beetje hoesten en moe. Dat is alles. Hij kan er met zijn verstand niet bij.

'Hij is gewoon grieperig, dokter,' beaamt zijn vrouw.

'Tja,' zegt Liem.

De arts vertelt dat chemotherapie ook nadelen heeft. Wiersema kan misselijk worden, maar daar kan hij 'een pilletje' voor krijgen. Hij wordt kaal. Hij moet regelmatig naar het ziekenhuis komen voor de behandeling en controles. En hij moet zich goed realiseren dat het 'een zure appel is waar hij doorheen moet bijten'.

Met de chemotherapie die dokter Liem voorstelt zijn 'gunstige resultaten' behaald. Het plan is om dit middel in de toekomst meer te gaan gebruiken. Maar daarvoor moet eerst wetenschappelijk worden bewezen dat het goed werkt. 'Dat klinkt erg deftig,' zegt de arts. Daarmee bedoelt hij dat de middelen aan een groep patiënten worden gegeven, waarbij precies wordt geregistreerd wat de werking is. Daarom wordt regelmatig bloed afgenomen, een blaastest gedaan en worden foto's gemaakt. Zo kan precies worden bijgehouden wat de werking van de behandeling is. 'Ik neem aan dat u dat zelf ook wilt weten,' zegt de longarts. Hij vraagt wat Wiersema van zijn voorstel denkt. Of hij nog vragen heeft.

Wiersema antwoordt dat 'ze pakken wat ze pakken kunnen'. Anders krijgt hij later spijt. Hij hoeft er niet over na te denken. Hij wil de behandeling.

De arts knikt. Hij geeft Wiersema een formulier waarop alles over de behandeling staat. Hij mag het mee naar huis nemen om rustig te lezen. Als hij de behandeling accepteert, moet hij zijn handtekening zetten. De arts wijst naar de stippellijn aan de onderkant van het papier. Het formulier mag ook de volgende keer worden meegenomen.

Wiersema schuift het formulier naar zich toe. 'Zou u het doen, dokter?' vraagt hij terwijl hij zijn handtekening zet.

'Ja,' antwoordt de arts ernstig, 'ik zou het proberen.'

'Geeft u me nog wel een kans, dokter?' vraagt Wiersema.
'Natuurlijk,' knikt de arts, 'anders zou ik u dit niet voorstellen.'

Meneer Dekker

7 februari. Kwart voor negen. Ik loop over de gang van de verpleegafdeling met een stapel schone lakens en slopen, op weg naar de bedden die moeten worden opgemaakt. Halverwege de gang passeer ik een eenpersoonskamer. Er zit een forse man van ongeveer vijftig jaar voorovergebogen aan tafel. Door een vergrootglas dat is bevestigd aan een lamp, tuurt hij geconcentreerd naar iets in zijn handen. Als ik nieuwsgierig stilsta, zie ik dat hij een tinnen soldaatje aan het beschilderen is.

Als ik die middag opnieuw een blik in de kamer werp, kijkt de man net op van zijn werk. Hij knikt me vriendelijk toe. Ik ga in de deurpost staan: 'Vanmorgen liep ik langs en ik vroeg me af wat u aan het doen was.' De man draait het soldaatje dat hij beschildert naar me toe. Dan wijst hij naar de vensterbank waarop tientallen miniatuurtjes staan. Keurig gesorteerd: links in kleur en rechts nog niet.

'Mooi,' zeg ik en loop de kamer in om zijn werk van dichtbij te kunnen bekijken. 'Knap, dat u met die fijne penselen overweg kunt.'

Hij doet het omdat hij er rustig van wordt. Drie jaar geleden kreeg hij een maagzweer en moest rustiger aan gaan doen. De dokter zei dat hij zich moest ontspannen. Maar dat is moeilijk voor hem. Hij kan niet stilzitten. Hij is een doener. Zijn vrouw vroeg waarom hij niet wat ging knutselen. Dan had hij geen tijd om aan andere dingen te denken. Eerst leek het hem niets. Maar later dacht hij: waarom eigenlijk niet? Als kind had hij een paar soldaatjes, die hij prachtig vond. Toen was er geen geld om een heel leger aan te schaffen. 'Je ziet: ik ben weer een kleine jongen geworden,' hij tikt met een penseel op het schoteltje waarop hij de verf mengt.

'De dagen in het ziekenhuis duren lang,' vindt hij. 'Wachten duurt lang,' verbetert hij zichzelf. De artsen denken dat hij kanker heeft. Dokter Kooiman deed bij hem 'dat onderzoek met een slangetje naar binnen'. 'Hij zei dat de resultaten van het onderzoek moesten worden afgewacht, maar dat het zo goed als zeker kanker is. Morgen of overmorgen weten ze het.' Hij had allang het gevoel dat er 'iets niet goed zat'. 'Nu weet je alles,' zegt hij. Ik steek mijn hand naar hem uit.

'Ik heb me nog niet voorgesteld. Anne-Mei The.'

'Klaas Dekker,' een stevige handdruk.

Ik leg uit dat ik eruitzie als een verpleegkundige, maar dat niet ben. Dat ik werk op de universiteit en een boek schrijf over patiënten in het ziekenhuis. Dat ik witte kleren aan heb getrokken om zo min mogelijk op te vallen. Om alles in het ziekenhuis zo gewoon mogelijk door te laten gaan. 'Een beetje alsof ik er niet ben.'

'Maar je bent er wel,' zegt Dekker. Zijn ogen lachen.

Op de gang klinken stemmen. Er komt een jonge vrouw binnen met aan haar hand een meisje van een jaar of tien. 'Mijn nichtjes,' introduceert Dekker. 'Vera en Roosje.'

We geven elkaar een hand. Ik vraag of ik later terug mag komen. Dekker knikt: 'Kom maar aan.' Het meisje klimt bij hem op schoot.

9 februari, 's ochtends. Dekker verhuist de dag erop naar 'zaal', een zespersoonskamer. Ik help de verpleging daar met het wassen van patiënten en bedden opmaken. Later loop ik met de zaalarts mee tijdens de visite. Dekker knikt me iedere keer vriendelijk toe. Aan het eind van de ochtend zie ik hem in het dagverblijf zitten met de krant. Als ik voorzichtig binnenloop, steekt hij zijn hand op.

'Even niks te doen?' begint hij een praatje.

'Nou,' zeg ik. 'Ik kom eerlijk gezegd ook even kijken hoe het met u gaat.'

'Best meisje, best,' zegt hij. Hij vertelt dat er die middag een gesprek is met dokter Kooiman. Zijn vrouw en pleegzoon zullen erbij zijn. Hij kijkt naar het gesprek uit. Hij wil zekerheid. Het wachten is vreselijk naar.

'Ik kan me dat voorstellen,' zeg ik. Dan vraag ik of hij me wil vertellen wat er tot nu toe is gebeurd.

Meneer Dekker verborg zijn klachten

Dekker schraapt zijn keel en zegt dat het 'een heel verhaal is'. Het komt door zijn vrouw dat hij zolang met zijn klachten heeft doorgelopen. Zij heeft acht jaar geleden een heel ernstig auto-ongeluk gehad. Ze is daardoor slechtziend en heeft enorme pijnen in haar rug, waardoor ze vaak niet goed kan lopen, en een rolstoel nodig heeft. Haar jongste zus zat naast haar in de auto en was op slag dood. Ze was weduwe. Haar drie kinderen waren na het ongeluk wees. Dekker en zijn vrouw hebben ze in huis genomen. De twee meisjes heb ik de dag ervoor gezien: Vera en Roosje. De middelste, Johan, komt vanmiddag. De Dekkers hebben zelf geen kinderen. Ze wilden ze wel, maar ze kwamen niet. Nu hebben ze er drie. Ze zijn dol op ze. En de kinderen op hen. Maar dat ongeluk blijft een enorm verdriet.

Dekkers vrouw, Rietje, kan heel weinig meer. Eigenlijk is alles te zwaar. Ze heeft vreselijke nachtmerries. Dan ziet ze dat ongeluk weer voor zich. Hij voelt zich schuldig. Hij had die avond met haar mee kunnen gaan op bezoek bij haar oudste zus. Maar hij had geen zin. Als hij was meegegaan, was het ongeluk vast niet gebeurd. Zijn vrouw had haar rijbewijs pas. Het ongeluk was niet haar schuld. Maar meneer Dekker weet zeker dat hij het ongeluk had kunnen voorkomen. 'Rietje zegt dat ik er niets aan kan doen, maar ik blijf me schuldig voelen.' De krant op zijn schoot valt op de grond.

Sinds dat ongeluk doet hij zijn best haar zo veel mogelijk te ontlasten. Om haar op te vrolijken. Hij wil niet dat ze zorgen heeft over hem. Daarom heeft hij haar niets over zijn klachten verteld.

Eerst dacht hij een griep onder de leden te hebben, die maar niet over wilde gaan. Hij was moe en moest vreselijk hoesten. Ademhalen ging moeilijk. Hij had een zwaar gevoel op zijn borst. Hij is toen gestopt met roken. Daarna werd het hoesten minder. Maar dat zware gevoel en die moeheid werden alleen maar erger.

Overdag als hij aan het werk was, kon hij het wel voor haar verbergen. Maar 's avonds thuis was dat moeilijker. Daarom ging hij direct na het eten naar de zolder. Daar heeft hij oude televisies en stereo-installaties staan die hij opknapt. 'Even wat repareren,' zei hij dan tegen haar. Maar meestal zat hij op een kruk achter de werkbank te piekeren. Er klopte iets niet, dat wist hij, maar hoe erg was het? Hij dacht steeds: als het echt mis is, hoe moet het dan met haar en de kinderen?

Op een gegeven moment kon hij het niet meer verborgen houden. Dekker is schoorsteenveger. Toen hij zo benauwd was dat hij een kwartier nodig had om een klant te woord te staan, wist hij dat het zo niet meer ging. Hij is naar de huisarts gegaan en heeft gevraagd of hij naar het ziekenhuis mocht. Dat was vorige week. Afgelopen maandag is hij naar de polikliniek gegaan. Ze hebben foto's van zijn longen gemaakt. Hij moest blijven voor verder onderzoek.

Heb ik een keuze?
9 februari, 's middags. Om drie uur vindt het gesprek tussen dokter Kooiman en de familie Dekker plaats. Het echtpaar zit naast elkaar. Drie stoelen verder zit de twintigjarige Johan, hun pleegzoon. Tegenover de familie zit verpleegkundige Karin. Zij heeft een dienblad met koffie en thee meegenomen. Er klinkt gerinkel van kopjes, schoteltjes en lepeltjes. Dan komt dokter Kooiman binnen. Hij geeft mevrouw Dekker en Johan een hand.

De longarts knikt naar Dekker en zegt dat ze maandag al met elkaar hebben gesproken na de bronchoscopie. Hij heeft toen gezegd dat er vrijwel zeker een tumor in de longen van meneer Dekker zat. En uit het laboratoriumonderzoek blijkt dat het inderdaad kanker is. De arts stopt even met praten. Zijn gezicht is ernstig. Dekker sluit zijn ogen.

'Hoelang heb ik nog, dokter?' klinkt het gesmoord. Dekker houdt z'n ogen dicht. Kooiman antwoordt dat het 'heel moeilijk' is daar op dit moment 'iets zinnigs' over te zeggen. Dat hangt van veel zaken af. Bijvoorbeeld hoe Dekker reageert op de therapie. Er zal moeten worden afgewacht.

'U kunt er toch wel iets over zeggen?'

'Alleen heel algemeen,' zegt de arts. En als hij dat doet is het alsof hij 'een doodvonnis velt'. Zo van: 'op-die-en-die-dag bent u er niet meer'. Daarom doet hij daar liever geen uitspraken over.

'Weken? Maanden?'

De arts zegt dat Dekker niet zo moet denken. Met een behandeling met chemotherapie moet hij denken 'in termen van jaren'. Dekker slaat met zijn linkervuist tegen zijn rechterhand. 'Verdomme!'

Mevrouw Dekker krijgt tranen in haar ogen. Ze legt haar hand op de arm van haar man. 'Laat je maar gaan, Klaas. Schrei maar eens.'

'Laat me maar even,' zegt hij tegen haar. Dan richt hij zich tot de arts: 'Dus ik ga niet direct dood?' Kooiman schudt zijn hoofd. 'Er is geen enkele reden om dat te denken.'

Dekker vreesde binnen een paar weken, maanden dood te zullen zijn. Hij haalt diep adem.

Kooiman legt uit dat het soort longkanker van Dekker erg agressief is. De tumor 'groeit als kool'. Aan de andere kant is deze kanker 'heel gevoelig voor chemotherapie'. Dit soort longkanker is 'goed te behandelen'. Kooiman biedt Dekker een behandeling met chemotherapie aan. En hij raadt hem dan ook zeker aan de kuur te accepteren. Als er niets gebeurt, is het wel snel afgelopen. Kooiman zegt dat er 'kwaadaardige cellen' in de lymfeklieren zijn gevonden. Dat nog niet bekend is of er elders uitzaaiingen zijn. Dat moet nog worden onderzocht. Het maakt echter voor de behandeling met chemotherapie niet uit. De behandeling blijft hetzelfde. Het voordeel van chemotherapie is dat het overal in het lichaam komt.

'Ik wil alles proberen,' zegt Dekker. 'Alles. Ik kan haar toch niet achterlaten?' Het klinkt als een wanhoopskreet. Mevrouw Dekker bijt op haar onderlip. Johan staart uit het raam en kauwt op zijn kauwgom.

'We gaan er samen tegenaan,' zegt Kooiman bemoedigend. 'U moet de moed niet opgeven.'

Dan vertelt de longarts over de bijwerkingen van chemotherapie. Dekker onderbreekt hem vrijwel direct: 'Wanneer kan ik beginnen, dokter? Vandaag?'

'U wilt de therapie?' vraagt de arts.

'Heb ik een keus, dokter?' vraagt Dekker. 'Nee, toch?'

De arts schudt langzaam zijn hoofd.

Dekker zegt met zijn rug tegen de muur te staan. Hij wil geen moment verliezen.

Kooyman belooft dat Dekker morgen zijn eerste kuur krijgt. Dan vraagt hij of er nog vragen zijn.

Mevrouw Dekker zegt zo'n moeite te hebben met de huisarts. Die heeft veel te lang gewacht met haar man door te verwijzen. Hij heeft zelf moeten vragen naar het ziekenhuis te mogen. En nu, haar stem schiet omhoog, nu het mis is, laat hij niets van zich horen. Dat vindt ze heel erg.

Kooiman knikt begrijpend. Hij vindt het heel vervelend, maar kan er helaas niet zoveel aan veranderen. Hij raadt mevrouw aan te proberen met de huisarts te praten. Ze kunnen altijd in het ziekenhuis terecht met hun vragen. De longoncologen hebben drie keer per week spreekuur op de polikliniek. De longarts geeft iedereen een hand en zegt dat ze hem niet op de polikliniek zullen zien. Daar werken de artsen die zijn gespecialiseerd in longkanker. Hij wenst de Dekkers sterkte.

Verpleegkundige Karin en ik blijven zitten. Vooral mevrouw Dekker is aan het woord. Ze vertelt dat ook zij haar angstige vermoedens had.

Een kwartier later, in het kamertje van de secretaresse, pakt Karin een aantal voorlichtingsfoldertjes voor de familie Dekker. Ze vindt de manier waarop Menno Kooiman met patiënten praat heel prettig. 'Niet bij de pakken neerzitten. Ertegenaan gaan. Daar help je de patiënt mee. Wat hebben ze eraan als je ze de grond inboort door alleen maar negatief te zijn?'

'Kooiman is een betrokken arts,' zegt de verpleegkundige. 'Hij is de enige arts die tijdens het visitelopen naast het bed van de patiënt gaat zitten, om zo wat langer op dezelfde ooghoogte met de patiënt te kunnen praten.'

Ik knik. Ik zie de arts 's middags regelmatig de krant lezen naast een patiënt die er moeite mee heeft alleen te zijn.

'Meneer Dekker smeekte gewoon om therapie,' gaat Karin door. 'Wat is er mooier dan hem die geven?'

Meneer Heuvel
1 april. 'Meneer Heuvel, een man uit 1947, doorverwezen van de afdeling Interne Geneeskunde...' dokter Liem bladert door de status. 'Collega Jaspers

schrijft dat de patiënt drie weken geleden naar de huisarts is gegaan in verband met misselijkheidsklachten. Hij kon niets meer binnenhouden. Hij is toen ingestuurd.' De stem van de arts dreunt verder, met zijn vinger volgt hij in de kantlijn de zinnen. '...een kwaadaardig proces uitgaande van de longen. Mogelijk een kleincellig bronchuscarcinoom, met een flinke uitzaaiing in de lever die deze klachten veroorzaakt.'

De arts kijkt op van het dossier en zegt dat ze aanvullend onderzoek zullen moeten doen om de diagnose met zekerheid te kunnen stellen. Liefst vandaag nog een bronchoscopie. Dan kan maandag met chemotherapie worden begonnen. Heuvel komt 'in aanmerking voor' de trial waar ook Dekker en Wiersema aan deelnemen. Liem zal met Heuvel bespreken of hij daar iets voor voelt. De arts loopt naar de wachtkamer.

Een paar minuten later duwt hij een rolstoel de spreekkamer binnen. Er zit een man in die te ziek is om rechtop te zitten. Het gezicht van de arts is ernstig. Als ik hem aankijk, schudt hij zijn hoofd. Achter hem komt een vrouw de kamer binnen. In haar ene hand heeft ze een grote handtas en in haar andere hand een verfrommelde zakdoek. Haar roodomrande ogen kijken angstig om zich heen. De arts zet de rolstoel op de rem. Hij schuift er een stoel naast voor mevrouw Heuvel. Ze gaat zitten met haar grote tas op schoot. Dokter Liem neemt achter zijn tafel plaats. Ik ga op het krukje naast hem zitten. De arts buigt zich voorover naar zijn patiënt.

'Meneer Heuvel, kunt u me vertellen wat er aan de hand is?' vraagt hij op rustige, duidelijke toon. De man kijkt hem aan.

'Ik heb zo...,' begint hij. Onmiddellijk breekt zijn stem. Het zweet staat op zijn voorhoofd en hij zakt in zijn stoel opzij. Zijn gezicht is geel.

'Hij heeft zo'n last van zijn buik,' antwoordt mevrouw Heuvel voor haar man. Haar stem trilt. Haar handen friemelen aan de sluiting van de tas. De buik van meneer is erg opgezet. De knoopjes van zijn overhemd gaan nauwelijks meer dicht. Zijn vrouw vertelt dat hij eerst een beetje misselijk was. Later werd het steeds erger. Het eten smaakte hem niet meer. Zij probeerde van alles: gemalen vlees, slaatjes die je in een plastic bakje bij de slager kan kopen.

Mevrouw Heuvel gaat steeds sneller praten. Iedere dag fietst ze naar het dorp om die slaatjes te halen. Die slaatjes zijn een beetje zuur. Ze dacht dat dat goed was als je je niet lekker voelt. Het leek hem wel lekker, maar na één hap hoefde hij niet meer. Toen zei haar dochter dat hij zuivel moest hebben. Mevrouw Heuvel heeft hem yoghurt met van alles erin gegeven. Kwark gevoerd. Muesli.

Geen eetlust, vat de arts de woordenstroom samen op het groene vel dat voor hem ligt.

Mevrouw Heuvel vertelt dat haar man alles uitspuugt. Niks houdt hij binnen. Hij heeft de afgelopen vier weken nauwelijks gegeten.

Misselijk, braken, lees ik in vulpenletters op het groene vel.

De stortvloed van woorden gaat door. Ze wilden niet direct naar de dokter. Zo zijn ze niet opgevoed. Ze willen niet zeuren. Maar na een paar weken zei ze tegen haar man dat het niet normaal was en hij naar de huisdokter moest. Het zweet stroomt langs zijn gezicht. Hij heeft zijn ogen gesloten en wiegt langzaam in zijn rolstoel heen en weer.

De arts vraagt aan mevrouw Heuvel wat haar man overdag doet. 'Niks,' zegt ze. Ze roept hem 's morgens uit bed, anders komt hij niet. Als hij beneden komt, valt hij onmiddellijk op de bank in slaap. Eerst valt hij naar rechts, mevrouw Heuvel gaat met haar lichaam naar rechts. Als ze hem wakker maakt, zit hij even rechtop. Maar daarna valt hij naar links. Ze beweegt haar lichaam naar links.

De arts wil Heuvel onderzoeken. De man komt langzaam overeind. Zijn ademhaling is zwaar. Hij waggelt naar de onderzoektafel. Een paar keer sta ik half op, bang dat hij valt. Het gaat iedere keer net goed. Mevrouw Heuvel loopt achter haar man aan en helpt hem zijn kleren uit te trekken. Later vertelt dokter Liem me dat hij de patiënt met opzet niet hielp. Zo kon hij zien wat Heuvel nog zelf kon doen.

Na het lichamelijk onderzoek bekijkt Liem nogmaals de foto's op de lichtbak. Daarna verwisselt hij ze voor een CT-scan. Op een papiertje tekent hij de afwijkingen op de lichtbeelden af. Vervolgens legt hij het blaadje tegen een meetlatje op schaal, dat is afgebeeld langs de zijkant van de scan.

Mevrouw Heuvel zegt dat haar man nooit zo is. Ze zei steeds tegen hem dat hij echt moest eten. Liem legt zijn pen neer. Hij moet wat vertellen, zegt hij. 'U bent erg ziek,' zegt hij op ernstige toon tegen zijn patiënt. De man lijkt nauwelijks te luisteren. 'Ik wil u eigenlijk hier in het ziekenhuis houden.'

'Dat hoopte hij al,' reageert mevrouw Heuvel. In haar stem klinkt opluchting.

'Mevrouw, uw man is heel ernstig ziek,' vervolgt de arts. De vrouw slaat haar handen voor haar gezicht. Haar lichaam schokt.

De arts zegt dat het hem spijt dat hij het moet zeggen. Hij legt zijn hand even op haar arm, maar ze moet weten wat er aan de hand is. Haar man heeft een tumor in de long en een flinke uitzaaiing in de lever. Die uitzaaiing in de lever veroorzaakt de klachten. Het enige wat kan, is behandelen met chemotherapie. Hij zal zich daardoor een tijd nog slechter gaan voelen. De artsen maken hem, 'onpopulair gezegd', nog zieker om zo de tumor 'af te kunnen remmen'.

Mevrouw Heuvel huilt en pakt een zakdoek uit haar tas. Ze snuit haar neus. 'Ik dacht het wel. Ik dacht het wel. We moesten naar déze polikliniek komen. Dan weet je dat het kanker is.'

'Wat denkt u, meneer Heuvel?' richt dokter Liem zich opnieuw tot zijn patiënt. Deze haalt zijn schouders op. Zijn oogleden vallen dicht. De arts zegt dat er vandaag met de behandeling moet worden begonnen. Als dat niet gebeurt, heeft Heuvel niet lang meer te gaan. Liem weet niet of de behandeling zal helpen. Het is 'een kwestie van proberen'. Hij vraagt wat mevrouw Heuvel ervan denkt. Zij kijkt hem hulpeloos aan. Ze kijkt naar haar man, die zich nauwelijks van het gesprek bewust lijkt te zijn. Dan kijkt ze opnieuw met grote ogen naar dokter Liem.

'Zullen we het proberen?' vraagt de arts.

'Ja, dokter,' zegt mevrouw Heuvel. 'U bent de dokter.' Ze haalt haar schouders op. Een hopeloos gebaar. 'Als u zegt dat dit het beste is...' Haar stem sterft weg. Ze veegt met haar zakdoek langs haar ogen.

'Ik zal onmiddellijk de verpleegafdeling bellen dat u eraan komt,' besluit de longarts het consult. Als hij even later afscheid neemt van de huilende mevrouw Heuvel, legt hij zijn linkerhand even op haar rechterschouder. Hij zegt de huisarts op de hoogte te stellen. Dan weet hij wat er aan de hand is. Dan kan zij bij hem terecht.

Als het echtpaar Heuvel naar de verpleegafdeling is vertrokken, zegt dokter Liem dat meneer te ziek is voor deelname aan een trial. Hij kan de daarvoor benodigde onderzoeken niet meer doorstaan. Als hij niet onmiddellijk wordt behandeld, gaat hij dood. Dan pakt de longarts de telefoon.
    'Guido Liem, afdeling Longziekten, Ruysdaelkliniek. Ik heb net uw patiënt meneer Heuvel op mijn spreekuur gezien.'
    ...
    'Inderdaad, het heeft even geduurd voordat we de diagnose hebben kunnen stellen.'
    ...
    'Een kleincellig brochuscarcinoom met een flinke metastase in de lever. Die uitzaaiing veroorzaakt zijn klachten. Ik heb hem en zijn vrouw CDE voorgesteld.'
    ...
    'Zijn conditie is slecht. Heel slecht. We moeten onmiddellijk handelen, anders is het te laat.'
    ...
    'Tegenwoordig vallen die bijwerkingen erg mee. De respons van het kleincellig bronchuscarcinoom op CDE is erg hoog. Het werkt palliatief en in de meeste gevallen levensverlengend. Het is zaak om snel te handelen en dan is het een kwestie van afwachten.'
    ...
    'Ja.'
    ...
    'Hij en zijn vrouw hebben daarmee ingestemd.'
    ...
    'Goed, tot ziens.'

Als Liem de telefoon heeft neergelegd, zegt hij dat de huisarts het er niet mee eens was om Heuvel in deze conditie nog te behandelen met chemotherapie. 'Daar is een zeker risico aan verbonden,' geeft de longarts toe. 'Maar als Heuvel niet wordt behandeld, gaat hij zeker op heel korte termijn dood. Nu heeft hij nog een kans.'
    Ik vraag of huisartsen vaker bezwaar maken tegen de behandeling. De arts knikt. 'Sommige huisartsen hebben volstrekt achterhaalde ideeën over chemotherapie.' Ze proberen dat te veranderen door middel van bijscholing. Maar daarmee bereiken ze niet alle huisartsen. Tegenwoordig zijn chemobehandelingen veel minder zwaar dan vroeger.

Het poliklinische spreekuur is een kwartier later afgelopen. Ik haast me naar de verpleegafdeling om te kijken hoe het met Heuvel gaat. Verpleegkundige Nanet is bezig met de opname. Mevrouw Heuvel huilt en doet nog uitgebreider dan op de polikliniek haar verhaal. 'Drie weken terug hebben we nog snijbonen geoogst. Daarna is het zo snel gegaan.' Nanet laat haar praten, probeert haar te kalmeren en geeft haar koffie.

De verpleegkundige zegt dat mevrouw Heuvel wat spullen moet meenemen voor haar man. Ze raadt aan een lijstje te maken en somt een aantal dingen op. De vrouw tegenover haar knikt steeds en herhaalt met trage stem: 'Tandenborstel, pyjama, scheerspullen...'

'Er is een telefoon op de kamer van uw man, dan kunt u met hem bellen.'

Mevrouw Heuvel schudt haar hoofd: 'Hij is geen telefoonmens.'

Nanet glimlacht. Ze zegt dat als ze 's ochtends wil weten hoe het met haar man gaat, ze gerust mag bellen.

De zaalarts zegt tegen mij dat Heuvel dezelfde middag nog chemotherapie zal krijgen. Hij denkt dat Heuvel het niet zal halen en binnen korte tijd zal overlijden.

Een halfuur later ga ik naar mijn kamer om aantekeningen uit te werken. Als ik uit het raam kijk, zie ik mevrouw Heuvel, met in haar rechterhand de grote handtas. Ze loopt het ziekenhuis uit richting bushalte.

Arts en verpleegkundige

Het kleincellig bronchuscarcinoom en de behandeling
'De patiënt met een kleincellig bronchuscarcinoom is de wat oudere mannelijke patiënt,' karakteriseert Guido Liem, longarts gespecialiseerd in longkanker. 'De laatste jaren is er een toename van vrouwen met longkanker,' zegt de arts. 'Dat komt omdat vrouwen meer zijn gaan roken. De belangrijkste oorzaak van longkanker is roken.'

De ziekte begint vaak met hoestklachten. Soms is er gewichtsverlies. Vaak lijkt het een infectie. De patiënt gaat naar de huisarts en krijgt een antibioticakuurtje. Daarmee gaan de klachten echter niet over. Na kortere of langere tijd wordt de patiënt naar het ziekenhuis gestuurd voor een thoraxfoto, waarop een afwijking is te zien. Er wordt ook een bronchoscopie gedaan om te kijken om wat voor afwijking het gaat: een infectie, een longontsteking of een kwaadaardigheid. Als dat laatste het geval is, moet onderzocht worden wat voor soort kwaadaardigheid het is. En of de tumor alleen in de borstkas zit of ook daarbuiten is uitgezaaid. Dat is van belang om een optimale therapie te kunnen instellen.

Patiënten met een kleincellig bronchuscarcinoom worden niet geopereerd, omdat er vrijwel altijd uitzaaiingen zijn. De metastasen zijn niet altijd op de scans en foto's te zien. Daar zijn ze soms te klein voor. Maar uit ervaring is bekend dat deze kanker bijna altijd is uitgezaaid.

Er kan worden behandeld met chemotherapie. 'Tenzij patiënten dat niet willen,' voegt dokter Liem er haastig aan toe. Een deel van de patiënten wordt ook bestraald. Dat is de groep met een heel beperkte tumor, zogenoemde 'limited disease'. De combinatie van chemotherapie en bestraling geeft optimale kansen om een 'lange overlever' te worden. Daarmee wordt bedoeld dat de patiënt langer dan vijf jaar leeft. In de groep met limited disease is dat acht tot tien procent. Met nieuwere behandelschema's ligt dat iets hoger. Een lange overlever kan genezen. Maar statistisch gezien heeft hij een hogere kans op een tweede maligniteit.

Patiënten met een zogenoemde 'extended disease', waarbij de tumor buiten één thoraxhelft is uitgebreid, zijn vrijwel allemaal binnen twee jaar dood. 'Voor de prognose is het dus heel belangrijk te weten waar de tumor allemaal zit,' zegt Liem. Want als genezing tot de mogelijkheden behoort, moet snel en intensief worden behandeld. Het is zaak geen tijd te verliezen. Want de tumorgroei van het kleincellig bronchuscarcinoom is razend snel. Explosief.

Bij de groep die niet kan genezen, is de behandeling gericht op palliatie. Het doel is dat patiënten zo min mogelijk last hebben van de tumor. Er wordt geprobeerd de kwaliteit van hun leven te verhogen.

'Palliatie betekent strikt genomen de symptomen verminderen of helemaal wegmaken,' legt Liem uit. 'Het gaat om verzachting. Maar in de praktijk wordt het leven van deze patiënten door de chemotherapie verlengd.'

Van de patiënten die niet worden behandeld, is ongeveer de helft binnen drie maanden overleden. En van die helft sterft de meerderheid binnen zes weken. Behandeling met chemotherapie geeft altijd levensverlenging.

Als de behandeling is afgelopen, gaat het een tijdje goed met de patiënt. Maar op een gegeven moment komt de tumor weer terug. 'Die ziektevrije perioden proberen we te vergroten,' zegt de longarts. 'Van het kleincellig bronchuscarcinoom wordt geprobeerd een chronische ziekte te maken. Mensen die vroeger na korte tijd doodgingen, krijgen er een aantal jaren bij door ze met grote intervallen te behandelen.'

De tumor wordt behandeld. Vervolgens wordt rustig afgewacht tot de tumor weer gaat groeien en dan wordt opnieuw behandeld. Dan wordt weer afgewacht tot de tumor gaat groeien. En dan wordt weer behandeld. Behandelen wordt iedere keer moeilijker, omdat de resistentie van de tumor toeneemt. Dat betekent dat ondanks de behandeling de tumor doorgroeit. Als dat het geval is, is het afgelopen.

Kiezen voor de behandeling

Als patiënten de diagnose horen, zegt Liem, is hun eerste vraag hoe lang ze te leven hebben als er niets wordt gedaan. Het antwoord is zo dramatisch, zeker voor iemand die zich nog maar weinig ziek voelt, dat er geen sprake is van een keuze. Dat zeggen patiënten ook: 'Ik heb geen keus.' Liem vindt dat ze gelijk hebben. 'Nietsdoen is geen alternatief. Doodgaan is voor bijna niemand een optie.'

'De fatale diagnose overvalt de meeste patiënten enorm,' legt de arts uit. 'Opeens "pats boem" is de tumor er. Mensen willen nog een hoop dingen doen en regelen. Hun leven is nog niet af. De meeste patiënten accepteren dan ook direct de behandeling met chemotherapie. Behandelen is vanzelfsprekend.'

'De dokter neemt het besluit om te behandelen,' zegt Liem. Dat moet volgens hem ook. De arts is zich bewust dat dit geen populair standpunt is. 'Maar de meeste patiënten overzien de situatie niet. Door wanhoop en emoties is het onmogelijk de alternatieven systematisch af te wegen. Patiënten laten het daarom aan de arts over. "Zegt u maar wat het beste is, dokter." Dan rust er op de arts een verantwoordelijkheid. Hij moet met iets komen waar patiënten duidelijk voordeel bij hebben. Bij patiënten met een kleincellig bronchuscarcinoom is dat chemotherapie,' vindt Liem.

Er zijn verschillende redenen waarom patiënten hun lot in handen van de dokter leggen, zegt de longarts. Het vertrouwen in de medische kennis. De aura die om de dokter hangt. En patiënten willen dat er iets gebeurt. Het doet er niet zozeer toe wat, als er maar wat gebeurt. Zomaar doodgaan kan niet. Liem omschrijft dit als een sterke behandelingsdrang. Mensen hangen aan het leven en hebben er geen vrede mee dat het afgelopen is. Dat is, volgens de arts, een onderdeel van het verwerkingsproces dood te gaan. 'In onze cultuur kunnen we moeilijk "verhapstukken" aan een dodelijke ziekte te lijden.'

Guido Liem probeert patiënten zo veel mogelijk te betrekken bij de behandelbeslissing. Vooral patiënten die niet kunnen genezen. Alleen de patiënt kan de voor- en nadelen van de therapie afwegen: de levensverlenging versus de ziekenhuisbezoeken, infusen en de bijwerkingen.

Bij moeilijke beslissingen hanteert de arts het criterium of hij het zelf zou doen. 'Dat is een lastige,' bekent hij. Er is namelijk onderzoek naar gedaan. Oncologen blijken terughoudend te zijn zichzelf te laten behandelen. Patiënten willen juist wel worden behandeld. Naasten van patiënten staan ertussenin. Dat heeft de longarts in een vooraanstaand medisch tijdschrift gelezen.

Het komt erop neer dat gezonde mensen nogal wat bezwaren tegen behandelen hebben. Maar op het moment dat ze ziek zijn, wordt het een ander verhaal. Uit interviews met artsen die ziek zijn geworden, blijkt dat hun mening dan niet meer verschilt van patiënten. Guido Liem wil maar zeggen dat de gezonde arts die zichzelf als uitgangspunt neemt, een conservatief standpunt inneemt.

Een heel enkele keer weigert een patiënt de behandeling. Die vindt dat aan zijn leven een einde is gekomen en heeft geen zin in al die bijwerkingen. Als dat een goed doordachte keus is, heeft de longarts daar geen moeite mee. Dan respecteert hij die beslissing.

Maar voor het overgrote deel van de Nederlanders 'dat is behept met de Nederlandse cultuur en waarden, is het een automatisme om "ja" tegen het leven te zeggen.' Meestal wordt zo'n beslissing genomen op voorspraak van degene die daar verstand van heeft. 'Dat is niet exclusief voor het medische beroep,' vindt Liem. 'Mensen met een intellectuele inslag zullen erover lezen, informatie inwinnen en de mogelijkheden afwegen. Terwijl iemand met een eenvoudiger geest of handelen ertoe neigt het advies van de dokter op te volgen.'

Ik zeg dat er veel wordt gepraat over 'informed consent' en 'respect voor de autonomie van de patiënt'. Ik vraag wat Liem daarvan in de praktijk terugziet. Hij kent die discussies wel, maar hij vindt ze eerlijk gezegd 'een beetje flauwekul'. 'Het is goed dat erover wordt gepraat, maar het draaft soms teveel door.' Hij hoort op de televisie wel eens ethici praten die fel tegen chemotherapie zijn. 'Ze weten niet waar ze het over hebben.' Dat vindt hij schrijnend. 'Ze praten als de paus over voorbehoedmiddelen.' Dan denkt hij: neem alsjeblieft eens de moeite om drie maanden in het ziekenhuis te komen kijken. Op het moment dat mensen echt ziek zijn, willen ze alleen maar 'emotioneel worden vertroeteld'. Dan hebben ze niet meer de fut om hoogdravende discussies aan te gaan over de ethiek van allerlei zaken. Daar staat hun hoofd niet naar.

Het contact met de patiënt en partner
'Omdat longkankerpatiënten vaak op de polikliniek komen, ontstaat er een band met de verpleging,' vertelt oncologieverpleegkundige Mark van Ros-

sum. 'Dat contact wordt in de loop van de ziekte intensiever. Natuurlijk hangt het van de persoon en de omstandigheden af hoe diepgaand dat contact is.'

'Helaas zitten verpleegkundigen in de Ruysdaelkliniek niet standaard bij de slechtnieuwsgesprekken,' zegt Mark van Rossum. 'Dat zou prettig zijn, want dan zou de verpleging weten wat er precies is verteld. Dan kunnen ze daar in gesprekken met patiënten op inspelen. Ook zouden ze patiënten dan beter kunnen opvangen.'

Nu proberen de verpleegkundigen zelf in de gaten te houden wanneer patiënten slecht nieuws krijgen. Vaak zien ze het aan patiënten die uit de spreekkamer komen. De verpleging probeert ze op te vangen en even apart met ze te gaan zitten. Er wordt ook tegen patiënten gezegd dat ze altijd bij de verpleging terechtkunnen. En patiënten komen ook uit zichzelf naar hen toe. Ze moeten hun verhaal kwijt.

Meestal worden longkankerpatiënten onmiddellijk behandeld. De oncoloog belt de verpleging om te vragen of er plaats is in de infuuskamer, en als dat het geval is, zit de patiënt even later aan het infuus. 'Het is dan even aftasten,' vindt de verpleegkundige. Van Rossum weet wat de patiënt heeft, dat leidt hij af uit de kuur die hij moet geven. Maar hij weet niet wat de patiënt zelf over zijn ziekte weet. Dat is het grootste probleem. Vaak hebben patiënten de houding van: kom maar op met die kuur. We gaan ertegenaan. Voor de verpleegkundige is het de vraag of zij weten hoe ontzettend ziek ze zijn.

Mark probeert het gesprek op gang te brengen, maar vooral niet te forceren. 'Patiënten zijn volledig overrompeld door wat er gebeurt. Ze weten zelden van tevoren dat ze die dag chemotherapie zouden krijgen. Dat is een opening voor een gesprek,' zegt de verpleegkundige.

Meestal beginnen patiënten uit zichzelf te vertellen over het voortraject van hun ziekte. Voor ze in het ziekenhuis kwamen, hebben ze al het een en ander meegemaakt. Mark probeert een indruk te krijgen van de thuissituatie. Hebben ze familie? Zijn er mensen die later als het nodig is, kunnen helpen?

Zo goed als alle patiënten met een kleincellig bronchuscarcinoom laten zich behandelen. Ze hebben geen keus, zeggen ze. Maar Mark vindt dat er wél een keuze is. 'Ze kunnen de behandeling weigeren en er ieder moment mee stoppen. Daar zijn ze zich niet van bewust. Patiënten stoppen zelden met de therapie.' Volgens Mark komt dat omdat patiënten dat 'sneu' voor de arts vinden. 'Die heeft immers zoveel voor ze gedaan. Ze zijn bang om de arts voor het hoofd te stoten. Ze willen hem tegemoetkomen en aardig zijn.'

'Partners hebben het vaak moeilijker dan de patiënt zelf,' vindt Mark. 'De patiënt is ziek. Maar eigenlijk is de hele familie, de hele omgeving, ziek. Iedereen lijdt mee. Van partners wordt veel gevraagd. Iedereen geeft goedbedoelde adviezen. Artsen zeggen tegen de echtgenote: "U moet nog maar even dit of dat proberen." Als dat niet lukt, is dat erg frustrerend. Er wordt thuis wat "afgeploeterd",' weet de verpleegkundige. 'Meestal hebben de naasten weinig tot geen ervaring met ernstig zieke mensen. Het is daarom moeilijk voor hen de ernst van de situatie in te schatten.'

De verpleging ziet de begeleiding van de familie als hun taak. Daar zijn ze soms drukker mee dan met de patiënt. Mark adviseert partners regelmatig het rustiger aan te doen en hij probeert ze erkenning te geven. Tegen ze te zeggen dat het een heel moeilijke situatie is waarin ze verkeren. Dat doet ze vaak goed.

Het boeiende van zijn werk vindt de verpleegkundige 'de menselijke aspecten'. Gaat het thuis nog allemaal? Kan de partner het nog aan? Hij vindt het een uitdaging om van alle informatie een completer beeld te maken. 'De patiënt zegt dat alles goed gaat, terwijl de partner vertelt dat hij thuis nog niet de ene voet voor de andere kan zetten. Zo ziek en beroerd zijn ze, maar zeggen doen ze het niet. Waarschijnlijk komt dat omdat de mensen in dit deel van Nederland niet snel klagen. En longkankerpatiënten zijn vaak wat oudere mensen, met een enorm respect voor de dokter. Die willen niet zeuren.'

Deel 2 Kuren, hopen en doorzetten

Opwaartse lijn

De behandeling slaat goed aan

26 februari. Een kleine drie weken na de eerste behandeling met chemotherapie zit het echtpaar Wiersema in de spreekkamer van dokter Heller. De arts kijkt aandachtig naar de röntgenfoto's van die dag. Hij vergelijkt ze met eerder gemaakte foto's. Het is doodstil. Meneer en mevrouw zitten roerloos. Ze doen hun best de arts niet uit zijn concentratie te halen. Zo nu en dan kijken ze elkaar even gespannen aan. Het geluid van foto's die met een klik in en uit het bevestigingssysteem op de lichtbak worden geschoven, klinkt hard door de stille ruimte.

Aan het begin van de ochtend sprak ik het echtpaar kort in de wachtkamer. Vooral meneer Wiersema is erg nerveus. Van de zenuwen heeft hij al drie nachten nauwelijks geslapen. Hij kijkt me niet aan als ik met hem praat.

De pieper van dokter Heller gaat. Hij draait zich met een ruk om, kiest een nummer op de telefoon.

'Marcel Heller,' zegt de longarts door de telefoon.

'...'

'Zeg het maar.' Op de achterkant van een papiertje waarop bloeduitslagen staan, schrijft hij de gegevens van een nieuwe patiënte. 'Ja, deze mevrouw zou in aanmerking komen voor de carboplatin-radiotherapiestudie.'

'...'

'Ik heb drie keer in de week spreekuur: maandagmiddag, woensdagochtend en vrijdagochtend. Ze kan wat mij betreft aanstaande vrijdag al komen.'

'...'

'Akkoord.'

Als Heller de hoorn neerlegt, bladert hij door de status van meneer Wiersema. Dan kijkt hij naar het echtpaar dat tegenover hem zit: 'Excuses voor dit telefoontje. Wij geven veel advies aan de longartsen van de perifere ziekenhuizen hier in de omgeving. Daarom is het van belang dat we bereikbaar zijn.' Het echtpaar knikt. De longarts kijkt op het briefje waarop de bloedwaarden staan vermeld. Hij buigt zich over het groene papier en begint te schrijven. Als hij klaar is, richt hij zich tot de Wiersema's, die geduldig wachten.

De arts is tevreden, zegt hij. De foto's zien er goed uit. Er is nauwelijks meer wat van de tumor te zien. Heller wijst eerst met zijn vinger naar de witte vlek op de foto die voor de behandeling is gemaakt en vervolgens op het kleine vlekje op de foto van vandaag. Meneer Wiersema knikt. Zijn gezicht is uitdrukkingsloos, alsof het een gewoon bericht is. Van het gezicht van zijn vrouw is de blijdschap beter af te lezen. 'Dus dat is goed nieuws,' concludeert Heller. 'De behandeling slaat goed aan.'

Naar het ziekenhuis komen

Voor veel patiënten is een bezoek aan de polikiniek een hele opgave. De behandeling en de spanning over onderzoeksuitslagen vergen veel. Nogal wat patiënten komen uit de omringende dorpen en moeten een hele reis maken voor ze in het ziekenhuis zijn. Dokter Heller vertelde eens dat patiënten al misselijk worden als de ze skyline van de stad zien opdoemen.

Maar niet voor alle patiënten is het kommer en kwel. Mevrouw Fisher-Rijn lijkt bijvoorbeeld van elk ziekenhuisbezoek te genieten. Het is voor haar een uitje. In het taxibusje rijdt ze langs de dorpen tussen haar woonplaats en het ziekenhuis om andere patiënten op te halen. Ze praat in het busje met haar lotgenoten en zet die gesprekken daarna in de wachtkamer voort.

Haar medepatiënten stellen haar gezelschap overigens niet altijd op prijs. Mevrouw Fisher-Rijn maakt hen vaak bang met haar opmerkingen. Als er een patiënt op een brancard de wachtkamer wordt binnengereden, stoot ze met haar elleboog haar buurman of buurvrouw aan: 'Voor je het weet lig je daar zelf ook.'

Haar favoriete arts is dokter Liem. Ze klaagt steen en been tegen hem over haar ziekte en andere kwalen als beklemde teennagels en een stijve nek. Over de therapie onderhandelt ze: 'Ik ga alleen door met chemo als u bij mij op bezoek komt. Dan maak ik aardappelsalade!' Als het medische gedeelte van het consult is beëindigd, stelt ze de arts bijvoorbeeld op de hoogte van de laatste stand van zaken op de hondententoonstellingen die ze met haar poedels bezoekt.

Mevrouw Fisher-Rijn krijgt in het ziekenhuis de aandacht die ze thuis niet krijgt, vertelt dokter Liem. Haar man vindt haar een aanstelster. Zijn lichte caraklachten zijn belangrijker dan haar kanker. Toen zijn vrouw net ziek was, kwam hij vaak mee naar het spreekuur. Tijdens het consult eiste hij alle aandacht op voor zijn eigen longproblemen. Dokter Liem maakte hier korte metten mee. Hij plaatste Fisher over naar de gewone longpolikliniek en zei dat zijn vrouw de echte patiënt was. Fisher kwam daarna nooit meer mee. Mevrouw klaarde op. Ze koppelde aan het ziekenhuisbezoek altijd iets 'extra's': een lunch in het ziekenhuisrestaurant of in de broodjeszaak tegenover het ziekenhuis.

Meneer Wiersema doet zijn best

3 maart, 's ochtends. In de bezoekersruimte op de verpleegafdeling zit Wiersema te wachten op de bloeduitslagen. Zijn bloed was de vorige week nog niet hersteld. Vandaag is er opnieuw bloed geprikt. Afhankelijk van de uitslag krijgt hij vandaag de volgende kuur. Waarschijnlijk is het bloed goed. Daarom is hij vast naar de verpleegafdeling gekomen.

'Hé, hallo!' zegt Wiersema als hij me ziet. 'Daar ben ik weer.' Zijn stem klinkt vrolijk. Maar zijn ogen gaan onrustig heen en weer. Bij ieder geluid op de gang kijkt hij naar de deuropening. Van de vorige kuur is hij erg misselijk geweest. Daarna is hij snel hersteld.

'Ik ga ertegenaan,' zegt hij gemotiveerd. Mevrouw Wiersema knikt: 'We moeten wel.'

'Ik ben niet van plan om over een halfjaar tot een jaar dood te gaan,' zegt haar man. 'Daar kun je wel op rekenen.'

3 maart, 's middags. Ik zie meneer Wiersema verschillende keren de verpleegafdeling af lopen. Als hij voor de zoveelste keer de trap op loopt, vraag ik waar hij toch steeds naartoe gaat. Hij houdt zijn vinger tegen zijn lippen. 'Sst,' waarschuwt hij. Argwanend kijkt hij om zich heen. Dan stopt hij zijn hand in de zak van zijn kamerjas. Als hij zijn hand opent, zie ik een lucifersdoosje. Op de kartonnen bodem ligt een stompje sigaret waarvan het uiteinde is afgebrand. Boven in de rokersruimte neemt hij zo nu en dan een trekje. Daarna stopt hij de sigaret weer in het doosje. De gang is 'gevaarlijk terrein', want er lopen dokters.

Roken is heel slecht, zegt Meneer Wiersema. Hij doet alles om van de kanker af te komen en is daarom ook gestopt met roken. Hij neemt alleen af en toe een klein trekje 'om het af te leren'.

'Na drie kuren is het weg'

31 maart. 'Hé, meisje!' Ik loop met de koffiekar over de verpleegafdeling om de kopjes op te halen. 'Hé, meisje!' klinkt het opnieuw hard. De stem komt uit een van de kamers. Het karretje met vuile vaat laat ik staan. Ik doe een paar passen achteruit en kijk nieuwsgierig de tweepersoonskamer in. Daar zie ik het lachende gezicht van meneer Wiersema. Hij zit boven op zijn dekens. Zijn arm is met allerlei draden bevestigd aan de infuuspaal naast hem. Zijn haar is deels uitgevallen.

'Ik ben er weer,' zegt hij en spreidt zijn armen.
'Dat zie ik. Hoe gaat het?'
'Best,' knikt hij. Vanmiddag krijgt hij de derde kuur. In het bed naast hem ligt meneer Koster diep onder de dekens. Hij doet mee aan dezelfde trial als Wiersema en Dekker. Koster is de dag ervoor opgenomen voor zijn vierde kuur. Zijn gezicht is bleek. Hij heeft zijn ogen stijf dicht. Er staat een bakje naast zijn hoofdkussen om in over te kunnen geven. Wiersema kijkt hoofdschuddend naar zijn buurman.

31 maart, 's middags. Vlak voor de overdracht van de dag- naar de avonddienst zit ik in de ruimte achter de balie van de secretaresse. Ik zie meneer Wiersema met zijn infuuspaal door de gang, richting hal, schuifelen. Hij doet zijn vrije hand omhoog en wenkt me.

We gaan in de hal zitten. Wiersema moest even zijn kamer uit, omdat Koster door zijn dochter wordt gewassen. Hij is te ziek om zichzelf te wassen en wil niet dat de verpleegkundigen het doen. Koster heeft het zwaar te pakken en is erg misselijk.

De vorige opname lagen Wiersema en Dekker samen op een kamer. Ze kunnen het samen goed vinden. Ze hebben veel gemeen, vindt Wiersema. Dezelfde ziekte. Precies even ver met de kuur. En dezelfde positieve instelling. Ze komen elkaar in het ziekenhuis steeds tegen. In de wachtkamer gaan ze altijd even bij elkaar zitten om te praten. Dekker zou vandaag komen, maar Wiersema heeft hem nog niet gezien. Misschien was zijn bloed niet goed.

Met Koster is het anders. Die is een kuur verder, net als Bokjes, die ook is opgenomen. Koster en Bokjes zijn anders dan Dekker. Wiersema heeft liever Dekker.

Meneer Wiersema zegt met nadruk dat het 'heel goed' met hem gaat. Gisteren moest hij voor controle naar de polikliniek. Dokter Liem heeft de nieuwe foto's bekeken en was 'daar zeer over te spreken'. Wiersema perst zijn lippen op elkaar en knikt. Hij heeft enorm geluk gehad. Bij hem is de kanker vroeg ontdekt. De tumor van Koster was zo groot als een vuist. Die van Wiersema als 'een lucifersdoosje' en 'een paar stipjes in de lever'. Meer niet.

Na een kuur waren die stipjes verdwenen. In de longen was toen al nauwelijks meer iets te zien. Nu zit er 'niets meer' in de longen. Hooguit een 'pindaschilletje', heeft dokter Liem gezegd. Wiersema heeft het zelf gezien op de foto's. Hij denkt dat 'het' na drie kuren helemaal weg is. Die laatste twee kuren zijn volgens hem niet echt nodig. 'Die zijn meer extra. Voor de zekerheid.'

Het geheim

1 april, 's ochtends. Ik sla het kopje koffie in gezelschap van de verpleegkundigen in de keuken over en drink met meneer Wiersema koffie in de hal. Hij vraagt of ik speciaal in zijn ziekte geïnteresseerd ben. Want dan heeft hij belangrijke informatie voor me. Als ik hem vragend aankijk, krabbelt hij terug. Het is beter er op dit moment nog niets over te zeggen. Ik vraag naar zijn vrouw. 'Goed, goed,' wuift hij. Ach, hij kan het mij wel vertellen. Hij buigt zich naar mijn oor en fluistert dat de chemokuur niet het enige is. Dat hij er nog wat naast doet. En dat het daarom zo goed met hem gaat. Maar dat mogen de artsen niet weten.

Meneer Wiersema houdt helemaal niet van flauwekul, zegt hij, zweverig gedoe is niets voor hem. Vlak voor hij te horen kreeg dat hij longkanker had, zei zijn buurman iemand te kennen die hem kon helpen. De dochter van een collega was opgegeven. Die collega kon zich er niet bij neerleggen en heeft van alles geprobeerd. Uiteindelijk is die dochter bij Natasja terechtgekomen. En het is ongelooflijk, maar ze is na een jaar genezen verklaard.

Natasja is een drukbezette vrouw. Maar de buurman heeft een afspraak voor Wiersema weten te ritselen. Op een maandag hoorde hij 'definitief' dat hij longkanker had. Daarvoor was allerlei onderzoek gedaan. De vrijdag ervoor was Wiersema voor het eerst bij Natasja. Zij zei dat het mis was. Dat hij een gezwel had dat om een ader heen zat. Dat gezwel knelde de boel af.

De maandag erop hoorde meneer Wiersema dat een operatie niet mogelijk was, omdat de tumor tegen de slagader aan zat. Ongelooflijk! Hij kijkt me triomfantelijk aan. Toen wist hij dat hij bij Natasja goed zat. Toen moest hij haar wel geloven.

Natasja is hypnotherapeut. Volgens haar leven mensen niet één keer. Ze reïncarneren voortdurend. Wat in een vorig leven is gebeurd, heeft invloed op het leven nu. Lang geleden heeft Wiersema iets meegemaakt waar hij nog steeds last van heeft. Onbewust. In de zestiende eeuw is hij in de oorlog op veertigjarige leeftijd met een mes gestoken en aan de verwondingen overleden. Die wond zit er nog steeds. 'Raad eens waar?' hij wijst op zijn longen. 'Precies hier!'

Die ervaring moet hij verwerken. En daar helpt Natasja bij. Daarvoor moet Wiersema door middel van hypnose terug naar het verleden. Dan laat ze hem praten over wat hij meemaakt. Hij merkt daar op dat moment niets van. Maar na afloop van de behandeling is hij uitgeput. De volgende dag voelt hij zich herboren, alsof hij meer ruimte heeft.

Als het niet lukt om die traumatische ervaring te verwerken, zal hij in ieder leven aan iets in zijn longen overlijden. De 'oorlog van deze tijd' is namelijk kanker. Als hij die ervaring echt heeft verwerkt, is hij genezen. Daarover is Wiersema hoopvol. Natasja vindt dat hij erg vooruitgaat.

'Je moet er geweest zijn om het te geloven,' vindt Wiersema. Drie keer per week gaat hij naar haar toe. Hij heeft altijd een briefje met haar telefoonnummer in zijn zak. Als hij zich heel beroerd voelt, mag hij bellen. Dan komt zij hem behandelen. Desnoods in het ziekenhuis. Hij heeft er nog nooit gebruik van gemaakt, maar het is een prettig idee dat het kan.

Zijn vrouw gaat ook naar Natasja. Voor haar zenuwen. Zij is erg gespannen door de hele situatie. Als het met hem niet goed gaat, krijgt zij last van haar zenuwen.

'Wat een verhaal,' zeg ik.

'Het is geheim,' herhaalt meneer Wiersema een beetje streng. Dan vertelt hij dat Natasja afgelopen dinsdag tegen hem heeft gezegd dat de tumor is 'ingedroogd' en 'weggeschrompeld'. Nu begrijp ik zeker wel waarom hij zo vrolijk is.

Dekker en Wiersema steunen elkaar

1 april, 's middags. De dag erop komt meneer Dekker op de afdeling. Meneer Wiersema verhuist naar zijn kamer. De mannen praten luidruchtig en lachen veel. Tijdens het bezoekuur is het propvol in de kamer. Hun echtgenotes en de pleegkinderen van Dekker zijn op bezoek. Als ik om de hoek van de deur kijk, roept Dekker: 'Kijk jongens, daar is Anne-Mei, onze praatzuster. Die heeft altijd tijd voor een praatje.' Ik moet naast zijn bed komen zitten. Iedereen lacht. De stemming is uitgelaten, haast te uitgelaten.

Mevrouw Dekker knikt me toe: 'Het zijn net twee kleine jongens. Vanmorgen belde ik Klaas op om te vragen hoe het ging. Hij had zo de slappe lach dat ik maar weer heb opgehangen. Joop Wiersema had een of ander schort aangetrokken en danste daarmee door de kamer.'

'Ach,' zegt mevrouw Wiersema vergoelijkend, 'het is beter zo dan chagrijnige gezichten.'

De volgende dag moet bij meneer Dekker een infuus worden ingebracht en bloed worden geprikt. Dat kost een halve dag. Dekker geeft geen krimp. Als ik na de zoveelste keer misprikken mijn wenkbrauwen frons, haalt hij nonchalant zijn schouders op.

's Middags komt zijn vrouw op bezoek. We drinken met z'n drieën een kopje koffie. Ze vertellen over Vera die aan het solliciteren is. Over de ziekte zeggen ze dat je niet bij de pakken moet gaan neerzitten.

Als haar man even weg is, zegt mevrouw Dekker dat de behandeling erg zwaar voor hem is. Toen zij die middag kwam, trof ze hem in tranen. Het prikken was hem teveel geworden. 'Je hebt elkaar in deze tijd zo nodig,' zegt ze. 'We huilen even samen. En dan is het weer klaar.'

Als ze naar huis is, zit ik nog even naast het bed van Dekker. Hij vertrouwt me toe dat zijn vrouw het erg moeilijk heeft. Iedere dag naar het ziekenhuis komen, is bijvoorbeeld erg vermoeiend. Gisteravond belde hij om half tien. Ze lag al in bed. In het dorp zijn er mensen die haar ontwijken. Kennissen die zij in moeilijke tijden hebben gesteund, laten nu niets van zich horen. Zij trekt zich dat erg aan.

3 april. Na het weekend is de stemming compleet veranderd. Meneer Wiersema ligt stil en bleek in bed. Hij is erg misselijk geweest.

Om halftien zit hij op de stoel naast zijn bed, met zijn jas aan en pet op, te wachten tot zijn vrouw hem komt halen. Als ze komt en wil gaan zitten voor een praatje, staat Wiersema direct op. Hij heeft schoon genoeg van het ziekenhuis en wil naar huis. Douchen onder zijn eigen douche. Zelfgemaakte soep eten.

'Dag, Dekker. Dag, Anne-Meitje. Tot de volgende keer.'
'Dag,' zwaaien wij.

Dekker beschrijft hoe Wiersema in het weekend stiller en stiller werd. Hij was misselijk en moest steeds overgeven. Dekker vond deze kuur ook zwaarder dan de vorige keren. Maar Wiersema heeft er meer last van gehad. Dekker heeft hem met rust gelaten. Hij heeft 'een stukje gelezen' en zijn soldaatjes beschilderd.

'Rescue'-therapie

Onenigheid

1 april, 's middags. Naast de kamer van Wiersema en Dekker ligt Heuvel. Zoals dokter Liem voorspelde, is hij nog zieker geworden. Verschillende verpleegkundigen hebben er veel moeite mee dat meneer Heuvel in zo'n slechte conditie chemotherapie heeft gekregen. 'Wat doe je zo'n man in z'n laatste levensdagen nog aan?' De verpleegkundigen en ook de zaalarts twijfelen er niet aan dat Heuvel op zeer korte termijn zal overlijden.

7 april. In de artsenkamer vindt twee keer per week de Grote Visite plaats. De patiënten worden uitgebreid besproken onder leiding van de supervisor. Er zitten ook verpleegkundigen, co-assistenten en soms maatschappelijk werkers en fysiotherapeuten bij de bespreking.

'De casus van meneer Heuvel is een beetje een raar verhaal,' introduceert zaalarts Terpstra de patiënt. 'Een meneer uit 1947 met naar alle waarschijnlijkheid een kleincellig bronchuscarcinoom met levermetastasen. De artsen op de polikliniek dachten aan een primaire tumor in de longen. Het meest op de voorgrond was de enorme tumor in de buik. We hebben hem behandeld als een patiënt met een kleincellig bronchuscarcinoom met CDE-kuren. Daarop kreeg hij fikse leverfunctiestoornissen. Bij deze man is een soort 'rescue'-chemotherapie toegepast. We hebben geen nader onderzoek gedaan. Daar was geen tijd meer voor. Dan had deze meneer het zeker niet gered. Hij is moe, heeft geen eetlust en braakt.'

Verpleegkundige Mira zegt dat Heuvel oud bloed braakt. Voor de zaalarts is dat een nieuw verhaal. Hij vindt dat er goed met meneer te praten is. Hij geeft duidelijke antwoorden. Verder zou Heuvel naast de tumor ascites kunnen hebben. Terpstra wil het liefst een echo doen, maar daar is de patiënt te slecht voor. De zaalarts heeft uitgebreid met de familie gepraat. Hij heeft ze voorbereid dat het niet goed kan aflopen.

Dokter Bron, de supervisor, wil de röntgenfoto's zien. Hij loopt naar de lichtbak. De co-assistenten gaan achter hem staan. Bron ziet 'van alles wat er niet thuishoort'. De vraag is wat. 'De tumor in de buik van Heuvel is aanzienlijk geslonken,' zegt de longarts. 'Zo'n goede respons wijst erop dat er inderdaad sprake is van een kleincellig bronchuscarcinoom.'

De zaalarts vraagt wat hij nog voor meneer Heuvel kan doen. 'Er kan weinig anders worden gedaan dan afwachten hoe de patiënt de kuur doorstaat,' zegt dokter Bron.

'Dan hebben we het in ieder geval geprobeerd,' begrijpt de zaalarts.

'Meneer Heuvel zegt dat hij de behandeling niet had gewild als hij had geweten er zo ziek van te worden,' brengt Mira voorzichtig naar voren. Ze vindt dat iets om bij de tweede kuur in het achterhoofd te houden.

Dokter Bron kijkt bedenkelijk: als de therapie aanslaat, kan het heel goed zijn dat Heuvel er na de tweede kuur veel minder beroerd aan toe is.

Deze kuur wordt door patiënten gemiddeld genomen niet zo slecht verdragen. Of meneer Heuvel het redt, hangt van zijn weerstand af.

Er vinden verhitte discussies over het reanimatiebeleid plaats tussen de verpleging en zaalarts. De verpleging vindt dat meneer Heuvel niet moet worden gereanimeerd en niet naar de Intensive Care moet worden overgebracht. De zaalarts vindt het te vroeg voor deze beslissing. 'Er is net begonnen met behandelen. Het is bij Heuvel "erop of eronder". Er is voor gekozen om "alles op alles te zetten". Daar horen reanimeren en de IC bij. Als het slechter met Heuvel gaat, moet de situatie opnieuw worden beoordeeld.' Hij voegt eraan toe dat een niet-reanimerenbeleid niet aan de oncologen is 'te verkopen'. Volgens hen moet een behandelde patiënt altijd worden gereanimeerd.

Op de gang zucht Terpstra dat als patiënten nog maar net goed en wel op de afdeling liggen, verpleegkundigen al vragen of er moet worden gereanimeerd. Verpleegkundige Mira is zich daarvan bewust, vertelt ze me later. 'Artsen reageren alsof we de patiënt dood willen hebben als we vragen naar het reanimatiebeleid. Ze vergeten dat wij een patiënt met een hartstilstand vinden.' Als er niets is afgesproken, moet ze op de patiënt springen en met hartmassage beginnen. 'Dan is er geen tijd voor overleg. Soms krijgen we later te horen van het personeel van de IC, waar de patiënt dan naartoe is verhuisd en is overleden, dat we dit de patiënt hadden moeten besparen.' Daar voelt Mira zich vreselijk schuldig over. Om die reden 'hamert' ze op een duidelijk reanimatiebeleid.

Meneer Heuvel is ontzettend ziek. Het druist tegen Mira's gevoel in hem te moeten reanimeren. Zij heeft zelfs de neiging 'een blokje om te lopen' als zij hem met een hartstilstand zou vinden.

'Rode behandelingswaas'
Mira behoort tot de verpleegkundigen die zich verzetten tegen de behandeling van meneer Heuvel. Ze verafschuwt de 'rode behandelingswaas' van artsen en geeft daarvan een voorbeeld.

Een tijd geleden lag er een jonge patiënt op de afdeling. Hij was acuut opgenomen en zag eruit alsof hij op de gang zou overlijden. Zo ziek was hij. Hij lag thuis te sterven met z'n familie om zich heen. In eerste instantie was longkanker bij hem vastgesteld. Uit bloedonderzoek bleek later, dat het waarschijnlijk een testiscarcinoom was en dat is in principe te genezen. De artsen veranderden onmiddellijk hun beleid. Ze hebben hem halsoverkop naar het ziekenhuis laten komen voor chemotherapie.

Mira kreeg de patiënt in zorg en vond het vreselijk. Hij kon zich van de pijn nauwelijks bewegen. Mira kreeg opdracht om hem met een tillift omhoog te takelen. Hij moest worden gewogen om de juiste dosering chemotherapie te kunnen uitrekenen.

De dag daarop moest hij een punctie ondergaan. Dat is een belastende ingreep. Het druiste vreselijk tegen Mira's gevoel in. Tijdens een overdracht zei ze dat tegen haar collega's. Die bleken het er ook moeilijk mee te hebben. Zij waren het erover eens dat de patiënt de behandeling met chemotherapie niet zou overleven. Dat kon gewoon niet.

'De patiënt dacht zelf ook dat hij dood zou gaan,' zucht de verpleegkundige. 'Sterker nog: hij was al bijna dood. En op zo'n moment wordt gezegd dat ze je misschien nog kunnen genezen. Er was weer hoop en die kans wilde vooral de familie grijpen.' Mira geloofde er niets van, maar dat kon ze natuurlijk niet tegen de familie zeggen.

Waar de verpleging moeite mee had, was dat de patiënt de kans werd ontnomen rustig thuis te sterven. Ze hebben geweigerd hem naar de punctie toe te brengen. Er is een gesprek geweest met de behandelende artsen. 'Zij vonden dat de patiënt nog een kans had. Ze zeiden steeds "stel je voor dat hij het wel haalt". En ze kwamen met voorbeelden van vergelijkbare patiënten uit het verleden. Die zouden het ziekenhuis lopend hebben verlaten.' Mira waardeerde het open gesprek met de artsen, maar het had weinig gevolgen. De patiënt werd behandeld met chemotherapie. Ergens begreep ze ook wel dat de artsen het wilden proberen.

De patiënt is vier dagen later op een 'niet echt prettige' manier overleden. 'Hij was veel beter af geweest als hij zijn laatste levensdagen niet die ellende in het ziekenhuis had hoeven doorstaan,' vindt Mira. 'Als hij thuis in alle rust had kunnen overlijden. Hij heeft echt geleden voor hij dood mocht gaan.'

Dit is volgens de verpleegkundige een extreem voorbeeld van de rode behandelingswaas van artsen.

Bij meneer Heuvel ligt het anders. Die kan niet meer genezen. Daar hoeft niet het onderste uit de kan te worden gehaald. Maar ook bij hem heeft Mira de indruk dat hij een dezer dagen zal overlijden. En ook hem wordt de kans ontnomen rustig te sterven, door hem van alles in het vooruitzicht te stellen.

'Het probleem is dat artsen vrijwel uitsluitend de mogelijkheid van behandelen benadrukken,' legt de verpleegkundige uit. 'Dat is een eenzijdig beeld.' Zij vindt dat artsen de verschillende mogelijkheden aan de patiënten moeten uitleggen. 'Ze moeten ook zeggen wat er gebeurt als patiënten niet kiezen voor chemotherapie. Dat "niets doen" ook een keuze is. Dat "niets doen" niet inhoudt dat de patiënt in de steek wordt gelaten.'

'Patiënten denken vaak dood te gaan als ze niet kiezen voor chemotherapie. Dat ze dan stikken en veel pijn zullen krijgen. Terwijl ze met chemotherapie ook doodgaan. Bij longkanker is de therapie bijna altijd gericht op levensverlenging en niet op genezing. Patiënten weten vaak niet dat er een alternatief is: palliatieve zorg. Er zijn mogelijkheden om patiënten nog een goede tijd te geven, met pijn- en benauwdheidbestrijding. Zodat ze de tijd die ze nog rest, zo goed mogelijk kunnen doorbrengen.'

De verpleegkundige die de dienst van Mira overneemt, denkt anders over de behandeling van Heuvel. Ze vindt hem erg ziek en vraagt zich af of hij het haalt. Maar ze vindt het behandelen goed. 'Zo kunnen meneer Heuvel en zijn familie aan het idee wennen dat het binnenkort afgelopen is.'

'Dip' na chemotherapie
14 april. Tijdens het bezoekuur praat ik met het echtpaar Heuvel. Meneer is opgeknapt. Hij zit rechtop in bed. Ze verheugen zich enorm op het bezoek van hun zoon en schoondochter die in België wonen.

15 april. Als ik om de hoek van de kamer van Heuvel kijk, tref ik een compleet ander schouwspel aan. De gordijnen zijn dicht. Er zit een aantal voorovergebogen mensen naast het bed. Als ik dichterbij kom, zie ik tot mijn grote schrik dat Heuvel niet meer aanspreekbaar is. Mevrouw Heuvel is erg aangedaan. Ze pakt mijn hand vast en huilt tranen in mijn T-shirt. Ze kan het niet geloven. Gisteren was hij nog zo goed. De kinderen uit België zitten stil naast het bed.

Grote Visite. 'De volgende patiënt is meneer Heuvel. Een man met een kleincellig bronchuscarcinoom waarbij weinig diagnostiek is gedaan vanwege zijn slechte toestand bij binnenkomst,' vat zaalarts Terpstra samen. 'De diagnose is gesteld op grond van die punctie uit de buik: mogelijk kleincellig bronchuscarcinoom met metastasen, waarvoor hij werd behandeld met CDE. Aanvankelijk heeft meneer het moeilijk gehad: etherisch, braken, leukopenisch, transfusie met rode bloedcellen en trombocyten. De echo van de buik laat veel ascites zien. De metastasen zijn kleiner geworden. Op het linkerbeen is een rood plekje. Zijn temperatuur was gistermorgen 39,6.' De stem van de zaalarts dreunt verder: 'Koude rillingen. In de war. Focus been. Antibiotica.'

Dokter Bron leest uit de status voor dat de temperatuur vanmorgen is gedaald tot 38,4. De supervisor vraagt of er een nieuwe röntgenfoto is om te kijken of het longabces kleiner is geworden. Bron gaat voor de foto staan en bestudeert deze aandachtig. Volgens hem heeft de therapie 'respons'. De zaalarts heeft de gastroscopie afgezegd. Heuvel was septisch. Terpstra denkt dat de patiënt sondevoeding moet hebben.

'Het is wat,' zucht dokter Bron hoofdschuddend.

'Hoeveel sondevoeding zullen we doen? Een litertje?' vraagt Terpstra terwijl hij notities in het dossier maakt. Hij heeft gisteravond laat met de familie gepraat en gezegd dat het 'opnieuw afwachten is hoe het zal gaan'. De zaalarts vindt dat nu wel het moment is aangebroken om een niet-reanimerenbeleid af te spreken.

Een van de co-assistenten vraagt naar de prognose van Heuvel. 'De gemiddelde prognose van een patiënt met een kleincellige bronchuscarcinoom waarbij "niets" wordt gedaan is drie maanden,' antwoordt dokter Bron. De gemiddelde prognose bij behandelen is 'iets langer'. Maar als hij deze meneer ziet, denkt hij eerder in termen van weken of dagen dan maanden.

16 april. Meneer Heuvel heeft zijn ogen weer open. De familie is de nacht blijven waken. De antibiotica hebben hun werk gedaan: de koorts is gezakt. Mevrouw Heuvel heeft weinig geslapen. Bij ieder geluid vroeg ze zich af wat er aan de hand was.

's Middags zit de kleine kamer opnieuw vol familie. Meneer Heuvel is weer aanspreekbaar. Het eerste wat hij tegen zijn vrouw zei, vertelt ze opgelucht door haar tranen heen, was dat het verwachte bezoek uit België niet is geweest. 'Zij waren er wel, maar jij niet,' heeft mevrouw Heuvel geantwoord.

Op 23 april krijgt Heuvel zijn tweede chemokuur. Hij heeft tegen de zaalarts gezegd dat de dokters moeten doen wat hun het beste lijkt. Zij hebben ervoor geleerd. Hij niet.

Verpleegkundige Jacob heeft bezwaar tegen de behandeling. Op de gang houdt hij de zaalarts staande. Meneer Heuvel is nog maar kortgeleden 'voor de dood weggehaald'. Een tweede kuur wordt vaak veel zwaarder ervaren. Jacob verwacht dat Heuvel het niet zal overleven. 'Moeten we hem dit aandoen, nu hij nog maar zo'n korte tijd weer wat in leven is?' vraagt hij. Dokter Terpstra vindt dat er 'juist nu' moet worden doorgezet. De eerste kuur is toch immers goed aangeslagen?

Later zegt de zaalarts tegen mij dat verpleegkundigen soms zo 'moeilijk doen'. 'Het ergste heeft meneer Heuvel nu gehad,' vindt de arts. 'Zijn huisarts belde. Die vond ook dat er geen nieuwe kuur moest worden gegeven. Hij was van het begin af aan al tegen de behandeling,' zegt Terpstra.

Meneer Heuvel blijft voor de zekerheid na de behandeling in het ziekenhuis. Daar wordt onder het toeziend oog van artsen en verpleegkundigen zijn 'dip' afgewacht. Meneer Heuvel knapt snel op. We praten regelmatig even. Hij herhaalt steeds 'meer dood dan levend' in het ziekenhuis te zijn gekomen. Iedere dag die hij meemaakt is winst, vindt hij.

Een week later staat hij voor de deur van zijn kamer te kijken naar iedereen die voorbijloopt. Hij kan weer zelf onder de douche. Na het weekend mag hij naar huis.

Hoop op genezing

Foto's en scans
16 april. Dekker, Wiersema, Bokjes en Koster zijn op de polikliniek voor controle. Ze zitten bij elkaar in de wachtkamer. Koster en Bokjes hebben hun laatste chemokuur achter de rug. Het is een drukke ochtend op de polikliniek. Alleen dokter Heller heeft spreekuur. De andere longartsen zijn naar een congres.

Meneer Wiersema is het eerst aan de beurt. Als dokter Heller vraagt hoe de kuur is verlopen, antwoordt hij onmiddellijk: 'Prima.' En hij steekt zijn duim omhoog. Zijn ogen schieten onrustig heen en weer. Hij was wel wat misselijker dan de vorige keer, maar verder viel het reuze mee. Ik ben verbaasd. De laatste dagen op de verpleegafdeling heb ik hem alleen maar met een kartonnen spuugbakje onder zijn kin zien zitten.

Wiersema vraagt naar de uitslag van de CT-scan, die enkele dagen daarvoor is gemaakt. Heller leest het verslag van de radiotherapeut. 'De scan is goed,' vat hij samen. Het echtpaar kijkt elkaar opgelucht aan. 'Dan gaan we nu direct naar de camping,' zegt Wiersema en slaat zijn arm om zijn vrouw heen.

Ook meneer Dekker informeert naar de uitslag van de CT-scan. Ook nu leest de arts ter plekke het verslag van de radiotherapeut. 'Niet zo geruststellend,' mompelt Heller al lezende. '... een afwijking die nog niet eerder zichtbaar was...' leest hij dan hardop voor. Dekker wordt spierwit en zegt niets meer.

De arts staat op en hangt de scan op de lichtbak. Hij vergelijkt de nieuwe scan met een oude. Er hangt een vreselijke stilte in de spreekkamer, waaraan geen eind lijkt te komen.

'Ze hebben niet goed gekeken,' concludeert de longarts ten slotte. 'De afwijking die beschreven staat in het scanverslag is niet nieuw. Die was op de vorige CT-scan ook al zichtbaar. Ze hebben zich bij de afdeling radiotherapie vergist,' zegt de arts. 'De scan is goed.'

Meneer Dekker haalt zichtbaar diep adem. 'Dus ik kan mijn vrouw geruststellen?' vraagt hij.

'Ja,' antwoordt Heller. 'Dat mag u zeker doen.'

De röntgenfoto's van Koster hangen op de lichtbak. 'De foto's zien er erg goed uit,' vindt Heller, terwijl hij nauwkeurig de zichtbare afwijkingen van voor, tijdens en na de behandeling vergelijkt. 'U kunt het zelf zien,' zegt hij tegen de patiënt. En hij wijst achtereenvolgens op een witte vlek, een klein plekje en een wat streperige tekening. Hij draait zich om naar zijn patiënt en diens dochter: 'Uw longen zijn schoon, zo te zien. Er zit alleen nog wat littekenweefsel.'

'Geweldig,' zegt meneer Koster. 'Dat is mooi nieuws.'

'Dat is zeker mooi nieuws,' glimlacht Heller.

'Dus u ziet niets meer, dokter?' vraagt de patiënt.

De longarts schudt zijn hoofd. 'Er zijn geen afwijkingen meer zichtbaar. Het kan natuurlijk dat er nog iets zit wat op de foto niet is te zien. Als er "een celletje" is achtergebleven,' zegt de longarts, 'dan is dat op de foto niet te zien. Het is een kwestie van afwachten.'

Meneer Koster schudt aan het eind van het consult dokter Heller uitgebreid de hand. 'Dank u wel voor alles, dokter,' zegt hij. 'Dank u wel. Bent u niet blij met dit resultaat?'

Deze knikt: 'Zeker. Heel mooi.'

Koster kijkt naar zijn dochter: 'Het is toch geweldig voor de dokter dat hij zo'n succes heeft?' Zij kijkt naar de arts: 'Pa denkt dat hij weer helemaal beter is. Hij denkt dat hij wel weer aan het werk kan.'

Koster mag van de longarts alles doen. Maar hij moet zich niet te veel vermoeien. Hij voelt zelf het beste 'wanneer de grens is bereikt'. Hij hoeft pas over zes weken voor controle te komen. Als er eerder iets is, moet hij bellen.

Remissie

Heller vond de stilte tijdens het consult van meneer Dekker heel vervelend, zegt hij aan het eind van het spreekuur. 'Dat is de pest als het te druk is om de consulten goed voor te bereiden. Helaas is dat vaak het geval,' vindt de arts. Ze kunnen niet volledig vertrouwen op de verslagen van de radiologen. Ze moeten altijd zelf de scans nogmaals controleren. Vóór het spreekuur, wel te verstaan. Patiënten moeten vaak erg lang wachten. Vandaag was daar een extra reden voor. De halve afdeling is afgereisd naar het jaarlijks congres in San Francisco. En Heller is aan de beurt om 'op te passen'. 'Maar ook als alle artsen er zijn, moet vaak lang worden gewacht op bloeduitslagen en "administratieve rompslomp",' vindt de arts.

Ik vraag wat er was gebeurd als de afwijking op de scan van meneer Dekker wel nieuw was. 'Dan had de behandeling moeten worden gestopt,' antwoordt de longarts. Als de tumor doorgroeit of er elders in het lichaam uitzaaiingen zijn, is de tumor 'resistent' geworden voor de therapie. Doorgaan met behandelen heeft dan geen zin. In dat geval draagt de patiënt 'wel de lasten, maar niet de lusten'. Volgens internationale criteria wordt bepaald of een behandeling aanslaat. Een 'complete respons' is er als er helemaal geen tumor meer is te zien. 'Partiële respons' is er als de tumor meer dan 50 procent afneemt. 'Stable disease' is er als de tumor minder dan 50 procent afneemt of minder dan 25 procent groeit.

'Kan de tumor terugkomen bij een patiënt met een complete respons?' vraag ik. Heller knikt. 'Er kunnen tumorcellen zitten die niet met het blote oog te zien zijn. Pas als er meer dan een miljoen cellen zijn, is dat zichtbaar. Dat geldt ook voor waarnemingen van de patholoog. Die kan zeggen dat er in een preparaat geen kankercellen zitten. Dat betekent dat er minder dan duizend cellen op een bepaalde oppervlakte-eenheid zitten. Onder dat niveau kan hij het niet waarnemen. Zekerheid is er dus niet,' zegt Heller.

'Brigitte is genezen verklaard!'

19 april. Zaterdagochtend gaat tijdens het ontbijt de telefoon. 'Ronald Westra,' klinkt het aan de andere kant van de lijn. 'Neem me niet kwalijk dat ik stoor.' Ik heb Ronald en Brigitte Westra leren kennen op de verpleegafdeling. Brigitte is nog geen veertig jaar. Ze heeft enkele maanden geleden te horen gekregen dat ze een kleincellig bronchuscarcinoom heeft met uitzaaiingen in de hersenen en botten. Ze wordt behandeld met chemotherapie. De behandeling valt haar erg zwaar. Iedere kuur moet ze langer in het ziekenhuis blijven. Ze is sterk vermagerd. Ik zit vaak naast haar bed met haar te praten. Ze zegt regelmatig dat ze zich ernstige zorgen maakt over de toekomst van haar vijf kinderen. Na de derde kuur heeft dokter Van Os tegen het echtpaar gezegd dat het 'zeer de vraag is' of ze een vierde kuur zal kunnen verdragen. Deze week heeft ze toch de vierde kuur gekregen. Tijdens de Grote Visite hebben de artsen hun grote zorg geuit over de kritieke toestand van Brigitte.

'We hebben geweldig nieuws,' zegt Ronald Westra aan de andere kant van de lijn. Zijn stem klinkt opgewonden. 'Brigitte is genezen verklaard! Ik zeg tegen haar: ik ga Anne-Mei bellen om het te vertellen.'

'Maar...' stotter ik. 'Wat is er allemaal gebeurd?'

'Nou, we hebben vrijdag met dokter Van Os gepraat,' legt Ronald uit. 'Hij zei dat het niet zinvol was om verder te behandelen. Ja, zo zei hij dat. Het was niet meer zinvol. Brigitte hoeft dus geen kuren meer.'

'Ronald,' zeg ik. 'Waarom hoeft Brigitte geen kuren meer?'

'Omdat ze genezen is natuurlijk!'

'Maar hebben ze niet een paar weken geleden tegen jullie gezegd dat de kuren te zwaar waren voor Brigitte, dat ze daarom wilden stoppen?' breng ik er haast radeloos tegenin.

'Ik heb nog aan dokter Van Os gevraagd waarom,' zegt Ronald Westra. 'Weet je wat hij zei? Hij zei: "Het is niet zinvol om door te gaan. Met de therapie is het meest optimale effect bereikt." Wat kan hij nu anders met optimaal hebben bedoeld dan genezen?'

'Wat vertellen artsen?'

21 april. Maandagochtend tussen de consulten op de polikliniek door loop ik de koffiekamer binnen. Oncologieverpleegkundige Mark is bezig met het rooster. Hij vraagt zonder op te kijken hoe het gaat, als hij me met een kopje hoort rammelen. Het telefoongesprek met Ronald Westra zit me nog steeds dwars.

'Wel goed,' zeg ik. 'Maar eergisteren is er iets gebeurd waarover ik erg moet denken.' Ik vertel hem het verhaal. Mark schuift z'n papieren aan de kant en luistert aandachtig. Hij zegt dat dat iets is waar verpleegkundigen regelmatig 'tegenaan lopen'. Hij herkent het.

Zijn eerste soortgelijke ervaring had hij voordat hij hier kwam werken. Zijn buurman had een kleincellig longcarcinoom. Hij was in dit ziekenhuis onder behandeling. Mark herinnert zich nog goed dat de buren een etentje organiseerden. Hij vroeg wat ze gingen vieren. Nou, de buurman had z'n eerste kuren achter de rug. En ja, hij was genezen. Vandaar dat etentje.

Aan dat verhaal twijfelde Mark geen moment. Toen hij hier kwam werken, zag hij de buurman terug met een recidief. 'Dat was een enorme teleurstelling. De hele familie was van slag. Ze hadden er totaal niet op gerekend.' Mark voelde toen dat er 'iets niet klopte'. Of de artsen hebben geen goede informatie gegeven of het bericht is niet overgekomen.

Het valt hem op dat patiënten vaak zeggen te zijn genezen. Nu is hij daar erg op gespitst. Wat hij moeilijk vindt, is dat er een patroon in zit. Steeds weer die patiënten die er 'met z'n allen tegenaan gaan' en 'die ervoor knokken'. Op een gegeven moment zeggen ze beter te zijn. Maar daarna gaat het toch mis.

Mark vertelt over een longkankerpatiënte die werd behandeld met chemotherapie. Zij dacht na die behandeling genezen te zijn. Vijf kuren en dan was het volgens haar klaar. Mark heeft geprobeerd met haar daarover te praten, maar dat ging heel moeilijk. Dezelfde ochtend kwam hij longarts-in-opleiding Dorien Meulman tegen. Hij vertelde dat deze mevrouw niet begreep hoe haar prognose was. Dat er blijkbaar niets van het gesprek met de arts was doorgedrongen. Dorien heeft lang met haar gesproken en de informatie verschillende keren herhaald. Het was een enorme schok dat ze niet beter zou worden.

Naar aanleiding van dit incident zijn de artsen en verpleegkundigen 'om de tafel gaan zitten'. De verpleging wilde weten wat de artsen patiënten vertellen. 'De artsen hebben dat "ik-heb-het-gezegd-verhaal",' vat Mark samen. 'Naar hun gevoel gaan ze er goed mee om.' Maar hij twijfelt daaraan door de verhalen van de patiënten. Mark heeft gevraagd of de artsen kunnen uitleggen waarom patiënten zo teleurgesteld zijn als ze een recidief hebben. Dat is volgens hen 'een mens eigen'. De verpleegkundige is het daar niet mee eens. 'Zo'n teleurstelling wordt niet alleen veroorzaakt door de patiënt. Dat ligt ook aan de voorlichting van de artsen.'

'Waar artsen niet genoeg bij stilstaan, is dat patiënten beter willen worden,' vindt Mark. Hij vraagt zich af of patiënten genoeg tijd krijgen om slecht nieuws te verwerken. 'Als ze te horen krijgen niet meer beter te worden en daarna alle aandacht wordt gericht op de behandeling, zijn ze de fatale boodschap alweer kwijt. Het zou daarom goed zijn als er altijd een verpleegkundige bij de gesprekken zou zitten. Die kan later terugkomen op wat is gezegd. Die kan de patiënt opvangen. Nu is er geen structurele begeleiding. Er zijn pogingen gedaan een overleg op poten te zetten met de longoncologen,' zegt hij. 'Maar dat strandde na een paar keer.' Hoe dat komt, weet Mark niet. 'Het is jammer dat de samenwerking niet beter is, want artsen en verpleegkundigen vullen elkaar goed aan. Het zou de communicatie met de patiënt ten goede komen.'

Mark vindt het soms 'een enorme rotzooi' op de polikliniek. Patiënten moeten lang wachten. Soms komen ze voor de uitslag van een CT-scan en zijn die uitslagen er nog niet. De patiënt komt dan voor niks. De verpleegkundige windt zich daarover op. 'Patiënten zijn "helemaal opgefokt" als ze voor een uitslag komen. Daar staan de artsen niet genoeg bij stil. Anders zouden ze toch wel eerder achter die uitslag aangaan of de afspraak verzetten.' Soms vraagt hij zich af of de artsen zich wel genoeg in de patiënt verplaatsen.

Mark vindt het 'heel belangrijk' dat patiënten weten dat ze niet lang meer te gaan hebben. Dan kunnen ze die tijd goed gebruiken. Hij vindt het erg als de patiënt overlijdt en belangrijke dingen niet meer heeft kunnen zeggen of doen.

Gelukkig zijn er voorbeelden waarin het goed gaat. René en Linda Hartog bijvoorbeeld. Zij leerden elkaar vier jaar geleden kennen. De afgelopen twee jaren is René ziek. Linda zegt dat ze nog nooit zo'n intensief contact met iemand heeft gehad als met René in die periode. 'Zo'n contact halen de meesten nog niet eens in 25 jaar,' zegt ze. Zij bleven hoop houden, maar wisten dat René dood zou gaan. Met een recidief hielden ze rekening. Toen het slechter ging, was de klap hard, maar hij kwam niet onverwacht.

'Daarom is goede voorlichting belangrijk,' vindt Mark. 'Mensen moeten weten dat ze binnen korte tijd kunnen overlijden.' Hij realiseert zich dat het karakter van patiënten meespeelt. 'De een kan makkelijker onder ogen zien dat de dood nadert dan de ander.'

Toneelstuk
Verpleegkundige Carola en ik staan in de keuken van de verpleegafdeling onze lunch klaar te maken. Ze begint over meneer Wiersema. Een tijdje geleden had ze een gesprek met hem. Hij zei dat het heel goed ging. Dat de foto's er goed uitzagen. Volgens de artsen waren er geen afwijkingen meer te zien. Carola wist niet wat ze moest zeggen.

Ze heeft dit vaker meegemaakt. Dat zet haar aan het denken. Patiënten komen voor een bloedtransfusie of een chemokuur op de afdeling en zeggen genezen te zijn. Dat is verschillende keren gebeurd. Ze vindt het moeilijk om dan met die patiënt te praten. Het is net alsof ze niet eerlijk is. Alsof ze liegt door hun hoop niet tegen te spreken. 'Het is alsof ik ongevraagd aan een toneelstuk mee moet doen.' Dat knaagt aan haar.

Toen Carola op de longafdeling kwam werken, ontdekte ze dat bijna alle patiënten die chemotherapie krijgen niet beter worden. Daar wordt niet openlijk over gepraat. De verpleging praat er onderling echter wel over.

Patiënten zeggen haar vaak dat ze 'geen keus' hebben. Als ze zich niet laten behandelen, gaan ze dood. Daaruit maakt Carola op dat ze denken dat de therapie hen zal genezen. Zij durft niet te zeggen dat ze 'sowieso doodgaan', dat krijgt ze haar mond niet uit.

'Hoop is belangrijk,' vindt ze. 'Het is cliché, maar hoop doet leven. Hoop kan levensvreugde geven. Maar eerlijkheid is nog belangrijker. Als een patiënt de waarheid weet, kan hij beter afscheid nemen. Als hij steeds maar gefixeerd is op behandelen en doorzetten, wordt dat afscheid geblokkeerd. Dan is hij uitsluitend met de toekomst bezig. Als hij weet dat genezing niet mogelijk is, kan hij bewuster met het heden bezig zijn. Dan kan hij kijken wat hij nog wil doen en wat hij nog tegen zijn naasten wil zeggen.'

3 mei. 'Het valt hem zwaar,' zegt mevrouw Wiersema zacht tegen mij als ze haar man komt ophalen. Net als de vorige keer kan meneer Wiersema haast niet wachten met naar huis gaan. Hij is die morgen niet onder de douche geweest. Dat doet hij straks thuis. Zijn vrouw heeft een grote pan met soep gemaakt om aan te sterken. Het enige eten waar hij nog aan kan denken.

Reflectie en onrust

'Dus u bent tevreden?'
21 april. Zowel Wiersema als Dekker is op de polikliniek voor bloedcontrole. Afhankelijk van de uitslag krijgen ze hun vierde chemokuur. Als ik in de wachtkamer rondkijk, roept dokter Heller meneer Wiersema binnen. Het echtpaar verdwijnt naar de spreekkamer. Dekker blijft achter en ik ga even naast hem zitten.

Hij is gisteren bij de dominee geweest, vertelt hij nadat we wat oppervlakkigheden hebben uitgewisseld. Ze hebben gepraat over het leven en de dood.

'U bent ermee bezig,' zeg ik voorzichtig.

'Natuurlijk,' antwoordt hij. Hij is bang. En hij vraagt zich af waarom dit uitgerekend hem moest overkomen. Maar na het ongeluk van zijn vrouw waarbij haar zusje overleed, heeft hij niet meer het gevoel onkwetsbaar te zijn.

Hij wil beter worden, vervolgt hij met felheid in zijn stem. Daar gaat hij voor. Daar gaat hij vanuit. We zitten stil bij elkaar. 'Als het niet goed gaat,' zegt hij na een tijdje, 'is het vroeg genoeg om te gaan piekeren.' Als hij nog twee jaar te leven heeft en hij zit al die tijd steeds maar te piekeren, dan hebben ze toch geen leven in die periode?

Toen hij hoorde kanker te hebben, stortte zijn wereld in. Maar hij wil anderen niet opzadelen met zijn zorgen. Hij wil voor zijn familie zo aangenaam mogelijk zijn. Zeker voor zijn vrouw. Die heeft al zoveel te verduren gehad. Zijn ziekte heeft haar geen goed gedaan. Fysiek is ze weer achteruitgegaan. We praten zo nog wat verder. Dan trekt hij opeens aan de mouw van mijn witte jas: 'Zeg, welke dokter vind jij eigenlijk het leukste?'

'Ze hebben allemaal wel iets,' hakkel ik.

Dekker lacht. 'Je wilt het niet zeggen.' Hij vindt dokter Heller leuk, zegt hij dan. 'Dat is een schat.' Als Dekker op de afdeling ligt, komt hij aan het eind van de middag altijd even een praatje maken. 'Die man heeft niks afstandelijks. Z'n haar zit altijd in de war.'

Op hetzelfde moment komt Heller naar ons toe. Achter zijn rug verschijnt het echtpaar Wiersema.

'Klaas, mijn bloed is niet goed,' zegt Wiersema. 'Voor mij geen kuur vandaag. Ik moet volgende week terugkomen om opnieuw mijn bloed te laten controleren.'

'Vervelend, Joop,' Dekker geeft zijn lotgenoot een klapje op zijn schouder.

'Gaat u mee, meneer Dekker?' vraagt dokter Heller.

Als de arts achter zijn bureau in de spreekkamer in zijn papieren bladert, vraagt hij zonder op te kijken: 'Zeg, vertel eens waarom moeten jullie steeds zo lachen?'

Dekker zegt eerlijk: 'Dokter, toen u in de wachtkamer kwam aanlopen, hadden we het net over u.'

'Zo,' zegt deze en kijkt geïnteresseerd naar de overkant van de tafel. 'Geen slechte dingen hoop ik?'

Meneer Dekker en ik moeten nog harder lachen.

'Dokter,' zegt Dekker dan. 'Ik zou zo graag eens iets voor u mee willen nemen. Een koek of zo.'

'Dat is helemaal niet nodig,' zegt de arts. 'Ik doe mijn werk en daar word ik voor betaald.'

'Dat weet ik wel. Maar ik vind het zo leuk om eens iets voor u mee te nemen.'

De longarts onderzoekt meneer Dekker. Ook zijn bloed is onvoldoende hersteld om de volgende kuur te kunnen ondergaan. Over een week wordt het bloed opnieuw gecontroleerd.

'Dokter,' vraagt Dekker aan het eind van het consult. 'Hoe staat het er nu eigenlijk met mij voor?'

'Tja,' antwoordt Heller, 'we zijn halverwege de behandeling. Tot nu toe gaat alles prima. De behandeling slaat goed aan. Maar ik wil een slag om de arm houden.' Hij kijkt in het dossier. 'U had uitzaaiingen in de lymfeklieren en dat maakt behandelen moeilijk. Het is afwachten hoe het verder zal gaan.'

'Maar,' meneer Dekker stelt zijn steeds terugkerende slotvraag van het consult, 'kan ik mijn vrouw zeggen dat u tevreden bent?'

'Dat kunt u zeggen.'

Meneer Wiersema houdt vol

28 april. Het bloed van Dekker en Wiersema is voldoende hersteld om de vierde chemokuur te kunnen ondergaan. De stemming is als vanouds: vrolijk en luidruchtig. Ze liggen op dezelfde kamer. Het is prachtig weer.

Tijdens het bezoekuur zitten de families Wiersema en Dekker samen met medepatiënten Fresco, Wessels en Bokjes op het balkon van de verpleegafdeling in de zon. Als ik een kijkje kom nemen, vraagt Dekker met luide stem of ik een kratje bier in de supermarkt kan halen.

Diezelfde ochtend. Ik zie Koster op de polikliniek. De berichten van de longarts zijn onveranderd goed. In de wachtkamer vertelt meneer Koster aan enkele patiënten en mij genezen te zijn verklaard.

De bijwerkingen van de therapie vond hij vervelend. Maar 'de kanker is helemaal weg, daar heeft hij geen last meer van'. Toen hij de vorige keer bij de dokter was, tuurde deze lang naar de foto's, vertelt Koster. 'De arts hief toen zijn armen in de lucht en zei: "Meneer Koster, geweldig, uw longen zijn helemaal schoon."'

29 april. 's Ochtends begint meneer Wiersema over te geven. Dat gaat drie dagen door. Hij heeft weinig behoefte aan gezelschap en ziet wit rond zijn neus. Een keer vraagt hij of ik even naast zijn bed kom zitten.

'Het valt niet mee, hè?' zeg ik.

Meneer Wiersema schudt zijn hoofd. 'Het komt goed. Het komt allemaal goed,' mompelt hij steeds. Hij weet zeker dat de tumor al weg is. De eerste drie kuren hebben de tumor voor het grootste deel verwijderd. Nu moet alleen nog 'dat laatste stootje'. Dat moet genoeg zijn. 'Met Dekker komt het ook goed,' weet hij. 'Dekker is een goede kameraad.' Ze bellen zo nu en dan om te vragen hoe het gaat. Hun vrouwen doen dat ook. Ze vinden het prettig om met elkaar te kunnen overleggen.

Van hypnotherapeute Natasja hoeft meneer Wiersema niet meer naar het ziekenhuis. Maar hij gaat toch. Op samenzweerderige toon vertelt hij dat zijn zusje al jaren voor van alles en nog wat naar een handoplegger, 'een strijker', gaat. Laatst zei die man dat er in haar familie iemand heel erg ziek was. Zijn zus stond versteld. Ze zei dat het klopte, dat haar broer heel erg ziek was. Die strijker zei dat ze een foto van Wiersema moest meenemen. Dat heeft ze gedaan. Hij is met z'n hand over de foto gegaan en zei dat haar broer veel last had van misselijkheid, maar dat het niets te maken had met zijn kwaal. Het probleem zat op z'n borst. Als Wiersema iedere dag ingestraald water zou drinken, zou hij weer helemaal beter worden. 'Die man kende me helemaal niet! Hij wist van niets. Dat is toch ongelooflijk?'

'Ingestraald water?' vraag ik.

Meneer Wiersema legt uit dat dat flessen water zijn die de strijker met z'n handen heeft ingestraald. Het water heeft daardoor een genezende werking. Wiersema drinkt iedere avond voor het slapen een glas. Eigenlijk moet hij dat 's ochtends ook. Maar water op de nuchtere maag vindt hij niks. Dus dat glas slaat hij over.

Ik vraag of hij zich zorgen maakt over de toekomst. Wiersema piekert 'absoluut niet'. 'Wat heeft het voor zin?' Toen hij net te horen kreeg ziek te zijn, was het moeilijk. Maar nu zet hij door. Hij blijft volhouden. Zijn ogen vliegen alle kanten op als hij dit zegt. Hij moet toch weer aan het werk, zegt hij bars.

Mevrouw Dekker is ongerust

24 mei. De dag voor Dekker moet worden opgenomen voor zijn vijfde chemokuur, meldt hij zich op de spoedpolikliniek. Tijdens het boodschappen doen hoestte hij bloed op. In het ziekenhuis worden foto's gemaakt, die er goed uitzien. Hij mag weer naar huis. Midden in de nacht hoest hij opnieuw bloed op. Zijn vrouw en Vera zijn vreselijk ongerust. Meneer Dekker belt opnieuw met de dienstdoende longarts. Deze zegt dat Dekker zelf moet beslissen of hij naar het ziekenhuis wil komen. Hij gaat. Naar eigen zeggen vooral om zijn familie gerust te stellen.

25 mei, 's ochtends. Tijdens de Grote Visite op de verpleegafdeling presenteert zaalarts Rutgers de casus Dekker. 'Een man uit 1953, met een kleincellig bronchuscarcinoom extended disease, uitgaande van de rechterbovenkwab met uitzaaiingen in de lymfeklieren.' De longarts-in-opleiding vertelt dat Dekker de volgende dag zijn vijfde chemokuur zou krijgen. Gisteren kreeg hij zogenoemde hemoptoe. Daarom heeft hij de arts gisteren en vannacht verschillende malen gebeld. Vandaag is een bronchoscopie gedaan. Rutgers hangt de foto's op de lichtbak. Uit het verslag van het onderzoek leest hij voor dat er 'een enorme respons op de chemotherapie' is. Na een kuur was de klier in de nek verdwenen. De tumor van Dekker is voor tachtig procent afgenomen. Dat is een 'prachtig resultaat'.

25 mei, 's middags. Meneer Dekker vertelt dat de uitslag van de bronchoscopie goed was. Hij hoorde de artsen tijdens het onderzoek zeggen dat het er goed uitzag. Hij blijft in het ziekenhuis, omdat hij vandaag voor zijn laatste chemokuur zou worden opgenomen.

Aan het eind van de middag komt hij aangeslagen naar de balie waarachter de secretaresse zit. Ik zit daar te lezen. Hij wenkt en vraagt of ik even wil meekomen. Ik loop met hem mee naar een hoekje in de gang. Meneer Dekker vertelt dat zijn bloed weer niet goed is. Hij moet naar huis, want de kuur kan niet doorgaan. Dokter Rutgers zei dat hij volgende week waarschijnlijk wel de kuur kan ondergaan.

Zijn vrouw is door het uitstel van de kuur vreselijk overstuur. Ze zit met Johan op het balkon en kan niet meer stoppen met huilen. Meneer Dekker wil graag dat dokter Heller haar nog eens uitlegt hoe het allemaal zit. Heller kennen ze zoveel beter dan Rutgers. Of ik niet kan vragen of Heller even met ze komt praten. 'Ik zal mijn best doen,' beloof ik.

In de artsenkamer zit dokter Kooiman. Hij is de arts die Dekker heeft verteld longkanker te hebben. Kooiman is onmiddellijk bereid tot een gesprek. Op de afdeling is nergens een plek waar ongestoord kan worden gepraat. Ik stel voor naar mijn kamer te gaan, een opslagruimte voor meubelen. Op de oude bureaustoelen zitten de Dekkers, Kooiman en ik. Voor Johan is alleen de televisie nog over. Mevrouw Dekker ziet er verdrietig uit. Ze huilt niet meer. Dekker kijkt af en toe schichtig haar richting op.

Dokter Kooiman zegt dat er geen reden is tot zorgen. 'De bronchoscopie zag er goed uit: de "kwaadaardige cellen" zijn flink afgenomen.'

Mevrouw Dekker is bang dat door het uitstel van de kuur de kanker doorgroeit. Dat de kuur dan niet meer goed werkt. En daarbij hoest haar man ook nog bloed op. De arts schudt zijn hoofd. Hij zegt dat ze zich echt geen zorgen hoeft te maken. Een weekje later maakt niets uit. En dat bloed ophoesten hoort erbij. Iemand met een gebroken been krijgt op een gegeven moment ook pijn en kriebel. Dat is, volgens de arts, geen slecht teken maar juist een teken van herstel.

Mevrouw Dekker werpt tegen dat Wiersema geen bloed ophoest. Dus dat het helemaal niet zo gewoon is. Dekker onderbreekt zijn vrouw. Hij heeft 'het volste vertrouwen in dit ziekenhuis', zegt hij met luide stem. Hij geeft zich over aan de artsen. Ze hebben voor 'meer dan honderd procent' zijn medewerking. Want de artsen weten wat het beste voor hem is. Hij heeft geen klachten over de behandeling. Dekker wil niet piekeren, zegt hij. Als hij niet gelooft beter te worden, gebeurt dat zeker niet.

De longarts knikt. Hij probeert mevrouw te kalmeren. Als hij weg is, zegt mevrouw Dekker dat haar man niet met haar over zijn ziekte praat. Doordat haar gezondheid zo slecht is, gaat hij alleen naar het ziekenhuis. Hij wil haar nooit vertellen wat de dokter precies heeft gezegd. Zij moet het echt uit hem trekken. Als hij thuiskomt en ze ernaar vraagt zegt hij dat 'de dokter tevreden is'. En dat dat 'het allerbelangrijkste is'. Daar moet ze het mee doen.

Vakantie
3 juni. De volgende dag zit ik met het echtpaar Dekker op het balkon van de verpleegafdeling. Ik krijg een cadeautje: een grote doos bonbons. Er zit een kaartje bij: 'Bedankt voor het luisterend oor, familie Dekker'. We zitten rustig een kopje thee te drinken.

Dan zegt meneer Dekker dat hij een kaartje heeft gekregen van Brigitte Westra. Zij lag gedurende de eerste ziekenhuisopname van Dekker in het bed naast hem. Zij was toen opgenomen met een dip na haar laatste kuur. Het echtpaar Dekker heeft haar later nog verscheidene keren in het ziekenhuis opgezocht. Dekker zegt dat de artsen niets meer voor haar kunnen doen. Het is een aflopende zaak.

Mijn gedachten gaan terug naar het gesprek waarin dokter Veerman vertelde dat de tumor in Brigitte's longen, ondanks de tweedelijns chemotherapie, opnieuw groeide en er overal in haar lichaam uitzaaiingen waren gevonden.

'De tumor is resistent geworden voor de chemotherapie,' zei dokter Veerman. Brigitte boog haar hoofd. Ze voelde al enige tijd dat haar einde nabij was.

Ze vertelde me eerder regelmatig te dromen over haar begrafenis. Dan zag ze Ronald en haar kinderen achter haar kist lopen. Iedere keer hadden haar dochtertjes andere jurkjes aan. 'Maar de zon schijnt altijd,' zei ze, 'raar hè?'

Voor haar man leek het bericht als een donderslag bij heldere hemel te komen. Er was enorme paniek in z'n ogen. 'Laat u ons zo naar huis gaan, dokter?' vroeg hij, toen dokter Veerman was uitgepraat. Zijn stem klonk agressief.

Brigitte zuchtte diep. 'Ronald,' probeerde ze hem te kalmeren.

'U kunt ons toch niet zo laten gaan?'

'Het spijt me dat ik dit moest zeggen,' verontschuldigde de arts zich. 'Maar u moet weten waar u aan toe bent.'

'Hoe moet het verder? U kunt het hier toch niet bij laten? Wat moeten wij? Moeten we zo naar huis?'

De arts zei dat het hem speet. Maar dat hij op dat moment weinig voor hen kon doen. Het bleef een tijdje stil. Toen vroeg Veerman of ze kinderen hadden. Westra staarde hem wezenloos aan.

'We hebben er vijf. De jongste is negen en de oudste is vorige week zestien geworden,' antwoordde Brigitte zacht.

Dokter Veerman zuchtte hoorbaar diep. Hij zei dat ze met de maatschappelijk werkster konden praten. Het probleem was dat zij in het ziekenhuis werkte en niet bij hen thuis kwam. De arts dacht daarom dat het beter was dat ze contact opnamen met hun huisarts. Die kon ervoor zorgen dat ze de juiste hulp thuis zouden krijgen. Veerman dacht dat de huisarts de behandeling beter kon overnemen. 'Alles wat ik kan, kan hij ook.' De longarts zou de huisarts op de hoogte brengen van dit gesprek. Het speet hem dat hij weinig meer voor hen kon doen. Maar hij was er 'toch vooral voor de longen'.

Bij de balie barstte Westra in tranen uit. Verpleegkundige Mark nam hen mee naar een van de kleine spreekkamers op de polikliniek.

Mark vertelt me later over dit gesprek. Hij is erg op Brigitte Westra gesteld en vindt het vreselijk dat ze doodgaat. Hij zegt dat zij hoort tot de patiënten 'die niet dood mogen'. Ze heeft, volgens de oncologieverpleegkundige, veel te stellen met Ronald. Die wil niet inzien hoe ernstig de situatie is. Brigitte heeft Mark laatst gezegd dat het voor haar allemaal niet meer zo hoefde. Die chemokuur ondergaat ze vooral voor Ronald en de kinderen. Mark ziet dat wel vaker. Patiënten voelen op een gegeven moment dat het is afgelopen. Ze stralen dan een zekere rust uit.

Voor familie is dat vaak anders. 'Ergens is dat wel begrijpelijk,' vindt Mark. 'De patiënt hoeft alleen maar dood te gaan. De familie blijft achter. Zij moeten de draad weer oppakken. Zij hebben het een stuk moeilijker.'

'Klaas wil op vakantie,' klinkt de stem van mevrouw Dekker. Ik zit weer bij de familie Dekker op het balkon. 'Klaas wil opeens op vakantie.'

'Wat een goed idee,' zeg ik, terwijl ik denk aan Brigitte Westra. 'Wat u gehad heeft, kan u niet meer worden afgenomen.'

Dekker zegt dat ze nog nooit met z'n allen op vakantie zijn geweest. 'Het moet er toch eens van komen.'

Mevrouw Dekker wil ook graag op vakantie. Maar niet nu. Volgend jaar zijn ze dertig jaar getrouwd. Dat vindt ze een goede aanleiding om weg te gaan. Dekker wil deze zomer gaan. Hij wil nu genieten. Zijn vrouw glimlacht. Volgend jaar is echt beter. Dan is hij hersteld van de kuren.

Aan verpleegkundige Chrisje vraag ik of patiënten in het ziekenhuis mogen doodgaan. We zijn de spoelkeuken aan het opruimen. Chrisje zucht. 'Het gebeurt,' antwoord ik dan zelf. 'Patiënten gaan dood in het ziekenhuis.'

De verpleegkundige zegt dat ze in het ziekenhuis ingesteld zijn op 'het uitstellen van de dood'. Het is zaak zo lang mogelijk aan 'deze kant van de dood te blijven staan'. 'Kuren en hopen, daar gaat het om,' zegt ze, terwijl ze de wasbakken op elkaar stapelt.

Ze vertelt dat onlangs een patiënt kwam voor een bloedtransfusie. Hij zag er goed uit. Hij leeft al twee jaar na het stellen van de diagnose nog. Die tijd 'pakt hij mooi mee'. Maar er zijn ook mensen die ontzettend ziek zijn van de kuur. Bij hen vraagt ze zich af of de levensverlenging 'alle ellende van de bijwerkingen wel waard is'. Zij vindt behandelen 'uitstel van executie'. 'Patiënten kunnen beter nu afscheid nemen, dan later als ze zo ziek zijn. En al dat geld dat ertegenaan wordt gesmeten,' voegt ze eraan toe.

'Als je gezond bent, oordeel je anders,' merk ik op. Ik heb de vuile lakens en handdoeken in de waszakken gepropt en knoop ze dicht. 'Wat zou je zelf doen? Misschien grijp je de kans.'

'Je klampt je aan alles vast,' beaamt Chrisje. 'Je blijft hopen.' Als ze Dekker en Wiersema ziet, begrijpt ze het. Met hoop voelen ze zich waarschijnlijk beter. Maar ze vindt het 'heel kwetsbare mensen'.

Meneer Koster denkt na over zijn leven

12 juni. Ik zoek meneer Koster thuis op. Zijn vrouw is ruim tien jaar geleden overleden. Hij woont met z'n drie dochters en schoonzoon in een kleine boerderij. Naast zijn huis staat hij me, met in zijn rechterhand een stok, op te wachten. Het lopen gaat hem zelfs met stok moeizaam af. Hij laat me de schuren en het land zien.

In huis ruikt het citroenfris. Sandra, zijn oudste dochter, is bezig met een grote schoonmaak. De benedenverdieping bestaat uit een keuken en twee kamers van ongeveer vier bij vijf meter, afgescheiden door de gang. We zitten kort in de kamer die aan de keuken grenst. Als ik de cassetterecorder uit mijn tas haal, stelt Koster voor om te verhuizen naar de kamer aan de andere kant van de gang. Als ik hem verwonderd aankijk, legt hij uit dat dat de 'nette kamer' is. Daar ontvangt hij de dokter en de dominee. Sandra brengt ons daar verschillende keren koffie met een plakje cake.

Meneer Koster heeft het moeilijk. Als hij over zijn overleden vrouw vertelt, veegt hij zijn ogen met de mouw van zijn jasje af. Het kopje koffie moet hij met twee handen naar zijn mond brengen. En nog plenst het op z'n schoteltje, zo erg trilt hij. De uiteinden van zijn zenuwen zijn aangetast door de chemokuur. Tijdens het gesprek zakt zijn pruik langzaam over zijn voorhoofd. Hij doet vreselijk z'n best om alles onder controle te houden.

Koster zegt dat hij tijdens de laatste kuren niet veel aan zijn ziekte heeft gedacht. Dat is een 'gepasseerd station'. De berichten van de artsen zijn immers zonder uitzondering positief. Hij vertelt opnieuw het verhaal over dokter Heller die zijn armen in de lucht hief en hem genezen verklaarde.

Meneer Koster is met andere dingen bezig. Dingen waarover hij na zijn ziekte anders is gaan denken: zijn leven, de dood van zijn vrouw, de kinderen en zijn werk. Hij is er anders naar gaan kijken. Hij heeft altijd hard gewerkt. Soms vraagt hij zich af waarvoor. De kinderen zijn goed groot gekomen. Maar hij is eenzaam. Misschien moet hij eens een contactadvertentie zetten. In het dorp komt hij geen leuke alleenstaande vrouwen tegen. Hij vindt dat hij ook aan zichzelf moet denken. Dat is zijn goede voornemen voor de toekomst. Ook wil hij zijn zaken en financiën regelen.

Aan het eind van die middag drinken we in de 'gewone' kamer een glaasje fris. Sandra komt erbij zitten. Als haar vader even weg is, zegt ze dat het niet goed met hem gaat. Hij knapt niet op. Haar vader is zwak. Ze besteedt veel tijd aan zijn verzorging. Hij komt nog nauwelijks buiten.

Ik vraag hoe ze denkt dat het verder zal gaan. Toen haar vader te horen kreeg dat hij kanker had, dacht ze dat hij snel dood zou gaan. Dat had de dokter ook gezegd. Tijdens de behandeling kwamen steeds positieve berichten vanuit het ziekenhuis. Toen kreeg Sandra weer hoop.

Deel 3 Variaties op een recidief

Recidief

Weerzien met meneer Dekker
18 augustus. De eerste dag na mijn vakantie zit ik in mijn kamer in de Ruysdaelkliniek te werken. Er wordt hard op de deur geklopt. Het zijn Dekker en Johan. De begroeting is hartelijk. Ik was die ochtend niet op de polikliniek. Ze hebben aan dokter Heller gevraagd of ik al terug was. Hij zei van wel. Zodoende komen ze me opzoeken. Dekker en zijn pleegzoon zijn samen een paar dagen op pad geweest. Enthousiast vertellen ze over hun belevenissen. Ik vraag Dekker hoe het met zijn ziekte gaat. 'Goed,' zegt hij. 'De kanker is weg. Op de foto's is niets meer te zien.' Maar hij is 'slechter uit de kuur gekomen' dan dat hij erin is gegaan. Hij heeft last van dove vingers en voeten. Hij haalt zijn schouders op. Hij is luidruchtig en vriendelijk als altijd. Ik ben blij hem weer te zien.

Ik vraag naar zijn vrouw. 'Het gaat goed met haar,' zegt hij. Ik doe haar de groeten. Hij zegt dat ik eens langs moet komen. 'Rietje vindt dat fantastisch,' hij klopt me op mijn schouder. 'En wij ook, hè, Johan.' De jongen knikt.

'Graag,' zeg ik. We spreken ongeveer twee weken later af. Hij nodigt me uit voor het eten. 'Dat sla ik niet af,' zeg ik.

27 augustus. Vier dagen voor onze afspraak bel ik naar de familie Dekker om onze afspraak te bevestigen. Ik krijg Johan aan de telefoon. Hij roept zijn oom. De stem van Dekker klinkt een beetje vreemd. Eerst denk ik dat het aan de telefoonlijn ligt. Dan vraag ik hoe het gaat. Hij antwoordt eerst stoer dat het allemaal wel gaat. Direct daarop zegt hij dat het eigenlijk niet zo goed gaat. Ik vraag wat er aan de hand is. Hij praat zo raar, zegt hij. Net of hij 'beschonken' is. Met dubbele tong. Hij ziet mensen kijken als hij iets zegt. Dat vindt hij vervelend. Schrijven gaat ook niet meer. Hij schrijft als een kleuter. Fietsen lukt ook niet... Zijn stem begint steeds meer opgewonden te klinken. Hij voelt zich niet zeker op zijn benen.

Ik vraag wanneer hij weer naar het ziekenhuis moet komen. Over drie weken. 'De klachten zullen wel door de kuur komen,' zegt hij.

'Het is niets, Anne-Mei,' klinkt de stem van mevrouw Dekker op de achtergrond. Ik kan niet goed verstaan wat ze zegt.

'Rietje wil even met je praten,' zegt Dekker.

Half huilend zegt ze dat 'het niks is'. Hij praat raar. Hij kan niet meer schrijven. Hij loopt als Wammes Waggel. Hij wordt er vreselijk onzeker van.

'Hoe lang is dit al gaande?' vraag ik ongerust.

'Meer dan een week,' zegt mevrouw Dekker.

Ik raad ze aan eerder naar het ziekenhuis te komen. 'Gewoon bellen en uw afspraak vervroegen.'

Dat heeft zij ook al gezegd. Maar Dekker vond dat het wel kon wachten. Dat het misschien wel vanzelf bij zou trekken. 'Klaas wil de dokter niet tot last zijn.'

'De dokter is er voor dit soort dingen,' zeg ik streng.

Ze zegt dat zij 'met bruine bonen en spek zijn opgegroeid'. Hun is geleerd nooit ziek te zijn. Zij gaan niet snel naar de dokter. Maar nu gaat ze het ziekenhuis wel bellen.

Uitzaaiing in het hoofd

30 augustus. Dokter Liem gaat met zijn wijsvinger langs de namen van de patiënten die op de computeruitdraai staan. Hij mompelt dat hij Dekker nog niet in de wachtkamer heeft zien zitten. 'Hoe gaat het met hem,' vraag ik gespannen.

'Vervelend, heel vervelend,' zucht de arts. Waarschijnlijk heeft Dekker een recidief. Hij belde vrijdagmiddag. Uit het verhaal kon Liem opmaken wat er aan de hand was. Alles wijst in de richting van een recidief in het hoofd. Dekker had toevallig voor vandaag een afspraak bij de neuroloog staan. Dat is standaard in deze trial. Hij zal daar nu zijn. Liem verwacht dat de neuroloog een CT-scan van de hersenen zal laten maken. Als het een recidief is, vindt de arts dat wel erg snel.

Hij verdwijnt met grote stappen naar de wachtkamer. Langzaam komen Dekker, zijn vrouw en Johan de spreekkamer binnen. Ze zijn erg aangeslagen. Mevrouw Dekker ziet er wanhopig uit. Dekker probeert opgewekt te doen. Het lukt niet goed.

Dokter Liem vraagt vriendelijk wat er aan de hand is. Dekker en zijn vrouw struikelen over hun woorden. Ze vertellen over het beschonken praten, het moeizame schrijven en het waggelende lopen. Liem luistert en knikt zo nu en dan. Op het groene vel voor zich maakt hij aantekeningen. Voordat het echtpaar arriveerde, heeft hij onder het kopje 'conclusie' geschreven: 'Patiënt komt eerder voor controle. Verdenking hersenmetastasen. Consult neurologie.'

'Het nadeel van deze tumor is dat hij terug kan komen,' legt de longarts uit. Met dat te zeggen loopt hij 'een beetje op de zaken vooruit'. Maar dat is waaraan hij denkt. Het kan 'niets' zijn, maar het kan ook een uitzaaiing in het hoofd zijn. Mevrouw Dekker huilt zacht. De arts zegt dat het dan de vraag is wat er moet worden gedaan. Het echtpaar Dekker kijkt hem gespannen aan. De arts tikt met zijn pen op het groene vel dat voor hem op tafel ligt. 'Er zijn wel mogelijkheden,' laat hij daarop volgen. Of Dekker veel last heeft gehad van de vorige kuur? 'Helemaal niet,' antwoordt deze onmiddellijk.

Van de nieuwe kuur zal Dekker minder last hebben, zegt Liem. 'Er zijn minder bijwerkingen.' Dekker knikt.

Of haar man voor die nieuwe kuren in het ziekenhuis moet worden opgenomen, vraagt zijn vrouw. De arts schudt zijn hoofd. Alles gaat nu poliklinisch. Dekker moet de eerste week drie keer komen. Dan heeft hij drie weken 'vrij'. En daarna krijgt hij weer drie keer een infuus. De arts tekent het schema op een velletje papier. Alles gebeurt in de infuuskamer op de polikliniek.

Liem wil zo snel mogelijk uitzoeken wat er precies aan de hand is. Hij wil dat Dekker aan het eind van de week terugkomt. Dan is er meer bekend en kan 'een plan worden gemaakt'. Alles hangt af van de uitslag van de CT-scan. Als die scan morgen wordt gemaakt, moet Dekker bellen. Dan kan hij eerder op het spreekuur komen. Hoe sneller hoe beter. Er moet 'nu even worden doorgepakt.' Dokter Liem heeft duidelijk haast.

Dekker zegt dat dokter Kooiman heeft gezegd dat chemotherapie door het hele lichaam gaat. Als de kanker ook ergens anders zou zitten, zou de kuur dat ook meenemen. Hij kijkt dokter Liem vragend aan: 'Ik snap niet hoe ik nu een uitzaaiing kan hebben.'

'Dat is het vervelende van deze tumor,' zegt de arts. 'Die heeft de neiging om terug te komen.' Met zijn arm maakt hij een verontschuldigend gebaar. Mevrouw Dekker zegt dat de neuroloog dat ook al heeft gezegd: de tumor komt terug.

Het is goed dat Dekker heeft gebeld, zegt de arts. Zo kon de neuroloog worden ingelicht en kan er snel wat aan gedaan worden. Dat is bij dit type tumor van groot belang. Het is belangrijk snel te handelen.

Dekker kijkt vragend naar de longarts: 'Anders?'

'Anders is het snel afgelopen,' antwoordt Liem. 'Toen u hier voor het eerst kwam, hebben we verteld dat, als we niets zouden doen, u er binnen twee, drie maanden niet meer zou zijn.' Hetzelfde geldt nu. Als de kanker inderdaad terug is gekomen, is de prognose slechter. Maar Liem 'praat voor zijn beurt', zegt hij. Er moet eerst worden afgewacht wat de scan laat zien. De longarts stapelt de papieren op zijn bureau op elkaar en gaat staan. 'We zien elkaar vrijdag,' zegt hij en geeft de familie Dekker een hand. Hij loopt de kamer uit.

Mevrouw Dekker komt moeizaam uit haar stoel omhoog. Ze is heel erg verdrietig. Ik sla mijn arm om haar heen. Ze huilt nu echt. Ze zet haar bril af en veegt haar ogen af. Ze hadden echt niet verwacht 'dat dit erachter weg zou komen', zegt ze bedroefd. Ze hebben zo hard tegen de ziekte gevochten. Nu lijkt het voor niets te zijn geweest.

Uit de keel van Dekker klinken bedrukte kreten. Hij huilt zacht als hij naar zijn vrouw kijkt. Johan staat onverschillig tegen de deurpost geleund. Zoals altijd lijkt het alsof hij er niet echt bij hoort. Ik ken hem inmiddels goed genoeg om te weten dat dit hem erg aangrijpt. Ik knik hem toe.

'Fijn dat jij je oom en tante wat kan steunen,' zeg ik. Hij kijkt verlegen.

'Hij kan ons steeds naar het ziekenhuis brengen,' zegt zijn tante een beetje trots.

Dokter Liem komt aanlopen met de volgende patiënt. Ik voel me ongemakkelijk. Ik sta nog steeds met een arm om mevrouw in de deuropening en vertraag het spreekuur. Dokter Liem glimlacht. Hij zegt niets.

'We gaan,' zegt mevrouw Dekker tegen mij. Ik knik. Dekker wil me een tikje op mijn wang geven. Zijn hand schiet langs mijn gezicht. Ik ga op de kruk naast dokter Liem zitten en kijk naar de volgende patiënt die tegenover ons aan tafel zit.

Opnieuw kuren

3 september. Vrijdagochtend loop ik om kwart over acht naar de polikliniek. Als ik langs de wachtkamer van de röntgenafdeling loop, zie ik Dekker in een rolstoel zitten. Johan zit naast hem. Ze hebben een vreselijke week achter de rug. Hij praat nog slechter dan de vorige keer; ik kan hem nauwelijks meer verstaan. Het nieuws dat de kanker was teruggekomen, was een klap in zijn gezicht. Hij vraagt zich af of hij niet eerder naar het ziekenhuis had moeten komen. Maar hij is er de man niet naar zomaar naar de dokter te gaan. Gisteren heeft dokter Liem hen gebeld en verteld dat er op de scan twee uitzaaiingen in het hoofd waren te zien. De arts wil hem direct behandelen. Dekker snikt ingehouden. Johan zegt dat zijn oom per dag achteruitgaat. Dekker grapt dan dat Johan met twee invaliden naar het ziekenhuis moest komen. 'Hij wilde eerst een truck huren.'

In de wachtkamer op de polikliniek zit mevrouw Dekker. Ik zeg dat ik het slechte nieuws heb gehoord. Mevrouw is rustiger dan maandag, niet meer zo overstuur. Ze hebben twee nachten niet geslapen. 'Klaas zag zijn eigen begrafenis voor zich.'

Ik haal koffie en ga naast haar zitten. Ze hebben er absoluut geen rekening mee gehouden dat de kanker zou kunnen terugkomen, vertelt mevrouw. De klachten waren zo anders dan de vorige keer. Als Dekker opnieuw benauwd zou zijn geworden, hadden ze het kunnen begrijpen. Maar dit niet.

Mevrouw Dekker vertelt, terwijl ze met het plastic roerstokje in het bekertje koffie roert, dat Vera naar de huisarts is gegaan. Ze blijft maar roeren. Vera heeft gezegd dat zij hem nodig hebben. De relatie was zo slecht dat mevrouw Dekker de huisarts niet zou hebben gebeld als er wat met haar man was gebeurd. De arts is gekomen. Ze hebben het uitgepraat.

'Mooi,' zeg ik. Dan zeggen we niets meer. We drinken naast elkaar onze koffie.

6 september. Maandagmiddag steek ik mijn hoofd om de hoek van de deur van de infuuskamer op de polikliniek. Dekker zit in een grote vliegtuigstoel en krijgt het tweede infuus van zijn eerste kuur. Veel meer dan zitten kan hij niet meer, vertelt hij. Wel voelt hij minder druk in zijn hoofd. Hij vindt het belangrijk om te blijven lachen. Vanochtend heeft hij tegen zijn vrouw gezegd dat hij 'net zo'n acteur uit een slapstick is, die niets meer kan'. Hij valt steeds. Hij kan zich niet meer scheren. Eigenlijk kan hij niets.

8 september. Dekker krijgt woensdagochtend zijn derde kuur. Dokter Liem vertelt dat hij binnenkort college moet geven en vraagt of Dekker daar zijn verhaal wil vertellen. Natuurlijk wil hij dat. Al is het het laatste wat hij kan doen, hij zal er zijn. 'U heeft zo veel voor ons gedaan,' zegt hij dankbaar tegen dokter Liem. 'Ik ben blij dat ik nu eens iets voor u kan doen.'

Weerzien met Wiersema

8 september. 's Ochtends zie ik het echtpaar Wiersema in de wachtkamer van de polikliniek zitten. Ze zwaaien naar me. Ik heb ze twee maanden niet gezien. Wiersema ziet er goed uit. Het gaat ook goed, vertellen ze. Zes weken zijn ze niet in het ziekenhuis geweest. Wiersema begint direct over zijn lotgenoot te praten: 'Het is niets met Dekkertje.'

Mevrouw Wiersema zegt dat ze regelmatig contact hebben met de Dekkers. 'Zij van Dekker zei dat ze altijd belden met goed nieuws. Ze vond dat ze ook moest bellen toen ze slecht nieuws had.'

Op weg naar de spreekkamer steek ik even mijn hoofd om de hoek van de deur van de infuuskamer. Er zitten vier patiënten, onder wie Dekker. Zijn vrouw zit naast hem een kopje koffie te drinken. Er wordt gelachen en gepraat. Mark is bezig met de infusen. Hij maakt grapjes met de patiënten. Mevrouw Dekker vertelt dat het beter gaat. Vorige week toen het zo bergafwaarts ging, hebben ze een heel moeilijke tijd doorgemaakt. Ze hebben veel gedeeld. Samen gelachen, gehuild en vooral veel gepraat. Dekker knikt me toe.

'Weet u wie ik net in de wachtkamer zag?' zeg ik dan tegen hem.
'Nou?'
'Meneer Wiersema!'
Dekker wil hem graag zien. Of ik ze even kan halen. Het weerzien tussen beide echtparen is hartelijk.

De Wiersema's zitten in de spreekkamer tegenover dokter Liem. Ze kijken gespannen hoe hij de nieuwe röntgenfoto bekijkt. Hij haalt ter vergelijking oude foto's tevoorschijn.

'Geweldig,' zegt hij en draait zich naar het echtpaar. 'Complete remissie! Kijk, ik zal het u laten zien. Hier zat de afwijking.' De arts wijst naar een witte vlek. 'Zo zag het er halverwege de kuur uit. De tumor is dan al voor de helft verdwenen. En nu is er niets meer te zien.' Wiersema's longen zijn 'schoon'. De longarts kijkt opgewekt naar zijn patiënt. Die staat op en buigt zich naar de lichtbak.

'Inderdaad, er is niks meer te zien,' zegt hij. 'Zie je dat, Hanneke?' Zijn vrouw knikt blij.

'Dus het ziet er goed uit?' vraagt Wiersema.
De arts knikt: 'Heel goed.'
Wiersema zegt dan dat het met Dekker niet goed gaat. De arts haalt ontwijkend zijn schouders op. Hij praat niet over andere patiënten. Wiersema heeft er slecht van geslapen, zegt hij. De arts zegt terughoudend dat Dekker 'een heel ander geval' is. 'Patiënten reageren heel verschillend op de therapie.' Wiersema knikt.

Hij zag ertegenop om naar het ziekenhuis te komen, zegt hij tegen mij. Ik vraag of hij er wakker van heeft gelegen. Zijn vrouw knikt heftig. Eerder vertelde ze me dat haar man een week voor de controle al zenuwachtig is.

'Dus het ziet er goed uit,' herhaalt Wiersema nog eens richting dokter Liem.

'Meneer Wiersema, als ik u niet zou kennen, zou ik niet weten waar de afwijking zat,' zegt deze. 'Op de foto's is niks te zien'. Het kan dat 'er nog ergens een celletje is achtergebleven dat we niet op de foto kunnen zien'. Dat kan altijd. De tijd zal dat moeten leren. Wiersema moet nog een neurologisch onderzoek ondergaan, zegt de longarts. Om te kijken wat de bijwerkingen van de kuur zijn. De chemokuur die Wiersema kreeg, kan de zenuwuiteinden aantasten. Dat kan een doof gevoel in de vingers veroorzaken. Liem verwacht niet dat er iets uit het neurologische onderzoek zal komen. Wat hem betreft hoeft Wiersema pas over zes weken terug te komen.

College
9 september. Naast Dorien Meulman zit ik met 150 geneeskundestudenten in de collegezaal te luisteren naar de uiteenzetting van dokter Liem over het kleincellig bronchuscarcinoom. Hij vertelt dat patiënten met dit soort longkanker en uitzaaiingen een overleving van nog geen twee jaar hebben.

'Ik wil u voorstellen aan meneer Dekker,' introduceert Liem zijn patiënt. Johan rijdt zijn pleegvader in een rolstoel de zaal in. Daarna gaat hij op de eerste rij zitten. Liem loopt met zijn microfoon naar Dekker toe en gaat naast hem zitten.

'Met wat voor klachten bent u naar de dokter gegaan?'
'Ik was vreselijk moe.'
'Wanneer bent u moe geworden?'
'In december vorig jaar.'
'Vertelt u eens.'
'Ik werd geleidelijk steeds vermoeider. Op een gegeven moment kon ik het niet meer verbloemen. Er zit een verhaaltje achter. Mijn vrouw is invalide en ik wilde haar niet belasten.'
'Heeft u gerookt?'
'Ik heb behoorlijk gerookt,' knikt Dekker. 'Maar ik ben daar in december direct mee gestopt.'
'Toen werd u behandeld.'
'Nadat bekend was wat ik had, kreeg ik binnen een week een chemokuur.'
'Had u klachten tijdens de behandeling?'
'Ik heb haast geen last van de kuur gehad. Niet gebraakt of zo. Ik heb wel nog een keer bloed opgehoest.'

De longarts neemt de microfoon weer over. Hij vertelt dat het na zes kuren een stuk beter ging. Maar dat de tumor nog niet helemaal was verdwenen. Ik kijk naar Dekker die voor de collegezaal zit alsof het de gewoonste zaak van de wereld is. In gedachten hoor ik hem zeggen dat 'de kanker helemaal is verdwenen'.

Dokter Liem vertelt dat het een paar weken na de kuur slechter ging en vraagt Dekker wat er scheelde. Deze vertelt dat hij slecht liep, weinig kon zien, moeilijke praatte en zich steeds verslikte. Zelf dacht hij aan een hersenbloeding. De arts keert zich naar de zaal: waar zou u aan denken als deze patiënt bij u op het spreekuur kwam? Het is heel stil. Niemand zegt iets. Niemand durft iets te zeggen. Uiteindelijk zegt een student dat er sprake van een recidief zou kunnen zijn.

'Heel goed,' prijst dokter Liem. 'De patiënt had een recidief. Hij heeft opnieuw chemotherapie gekregen. En nu gaat het een stuk beter.' Hij kijkt naar Dekker. Die zegt dat hij nu weer kan praten en lopen. Hij zit nu in een rolstoel, maar dat is omdat het zo ver lopen is vanaf de auto.

Na afloop van het college is Dekker erg stil. Hij wil direct naar huis: 'naar moeders'. Dat is ongewoon, want meestal blijft hij graag even napraten. Het lijkt alsof door de woorden van dokter Liem tijdens het college, tot hem is doorgedrongen hoe ernstig ziek hij is.

Liem vertelt later dat de studenten het onethisch vonden in aanwezigheid van de patiënt over een recidief te praten. De arts begrijpt dat niet. Zijn patiënten weten alles. Dekker weet heel goed dat hij niet meer te genezen is.

Meneer Dekker voelt zich weer niet goed

20 september. De tweede kuur van Dekker wordt een week uitgesteld. Zijn bloed is niet hersteld. Een week later kan hij de therapie wel ondergaan. Hij voelt zich weer slechter. Hij is duizelig en ziet dubbel. Ook het praten gaat niet goed. Zijn vrouw zegt dat hij 'down' is. Hij is bang dat de kuur niet is aangeslagen, zegt hij. Hij vraagt mij of dat kan. Mevrouw zegt dat de nachten het ergst zijn. Hij is bang wakker te worden en niet meer te kunnen praten. Iedere ochtend als ze wakker wordt, kijkt ze wat hij nog kan.

Het bericht dat de kanker terug was, was een heel harde klap. Ze vinden dat moeilijker te verwerken dan de boodschap dat hij kanker had. Ze hebben zo hard gevochten. Ze dachten dat hij zijn ziekte had overwonnen en alles goed was.

Dokter Heller stelt ze gerust. 'We gaan gewoon door,' zegt hij als hij het verhaal heeft aangehoord. De kuur moet zijn werk doen. Daarna zal een scan van Dekkers hoofd worden gemaakt om te kijken of de chemotherapie is aangeslagen.

1 oktober. Dekker krijgt zijn laatste infuus van de tweede kuur. De dag ervoor is de CT-scan gemaakt. Dekker denkt niet dat de kuur is aangeslagen, zegt hij in de infuuskamer. Zijn pleegdochter Vera zit op een krukje naast hem. Hij ziet nog steeds dubbel. Het gaat niet beter. Maar hij wil zijn leven er niet door laten verpesten. Ik knik met een brok in mijn keel. Als hij 'de pijp uitgaat' wil hij dat lachend doen. De woorden komen moeizaam over zijn lippen. 'Ze moeten een goede herinnering aan me overhouden. Zo is het leven nou eenmaal. Aan huilen en emotioneel doen hebben we niets.'

Ik kijk voorzichtig naar Vera. De tranen lopen over haar wangen. Voor het eerst hoor ik hem openlijk over doodgaan praten.

3 oktober. Bokjes vraagt aan dokter Liem of hij op vakantie mag. Dat mag, zegt de arts, maar hij zegt het niet met overtuiging. Liem kijkt lang naar de nieuwe röntgenfoto. 'Er zitten wat witte strepen,' zegt hij, terwijl hij ze aanwijst. 'Het is afwachten hoe die zich ontwikkelen.' Bokjes moet over twee weken terugkomen. Dan kunnen ze ook over zijn vakantie praten.

Als het echtpaar de spreekkamer heeft verlaten, zegt de arts dat het zo goed als zeker is dat Bokjes een recidief heeft. Normaal stelt hij de patiënt van zijn twijfels op de hoogte. Bij Bokjes wacht hij af tot hij het echt zeker weet. 'Anders zijn ze volledig in paniek,' legt hij uit. Bokjes reageerde 'heel toxisch' op de chemotherapie. Hij was er erg beroerd van. Liem vraagt zich zelfs af of Bokjes wel opnieuw moet worden behandeld. 'Er moet ook worden gedacht aan de kwaliteit van leven van mensen. Het is Bokjes snel te zwaar.'

Opnieuw progressie

8 oktober. De week daarop komt de familie Dekker bij dokter Heller om de uitslag van de CT-scan te bespreken. Bij de voorbespreking van het poliklinische spreekuur vertelt de arts dat de scan 'progressie laat zien'. Het hangt van Dekkers conditie af voor welke therapie hij in aanmerking komt. Bestralen lijkt de beste optie.

'Hoe gaat het?' vraagt dokter Heller later die ochtend, als het echtpaar Dekker tegenover hem plaatsneemt.

'Perfect,' antwoordt Dekker. 'Ik heb nergens last van. Ik voel me op-en-top.' Hij ziet er inderdaad iets beter uit.

'Klaas overdrijft,' zegt zijn vrouw.

Heller vraagt wat hij overdag doet. Dekker heeft een nieuwe hobby: stoelen bekleden. Hij is bezig een oude stoel van zijn broer te bekleden. (Later vraag ik hem naar zijn soldaatjes. Daar heeft hij 'geen aardigheid meer in'. 'Klaas zijn handen trillen te veel,' zegt zijn vrouw, 'hij kan het gewoon niet meer.')

Mevrouw Dekker is bezorgd. Haar man doet zich veel beter voor dan hij is. Ze vraagt naar de foto's.

'Om eerlijk te zijn,' zegt Heller. 'U bent er beter aan toe dan de foto's. De kuur slaat niet aan.'

Dekker wordt spierwit. 'Dat is beter dan andersom,' reageert hij onmiddellijk.

Ze hadden dat wel gedacht, zegt mevrouw Dekker zacht. Dokter Heller zegt een paar keer 'het heel vervelend' te vinden. Dan overlegt hij telefonisch met de neuroloog. Diens voorstel is om een paar dagen dexametason te geven en dan te bestralen.

Dekker krijgt volgende week een oproep voor de bestraling. Over vier weken moet hij terugkomen voor controle.

Bij de balie wacht Dekker op zijn ziekenhuispasje. Koster is laatst bij hen geweest, vertelt hij. Die was er slecht aan toe. Hij kon geen kopje meer vasthouden. Zo erg trilde hij. Wiersema heeft hij veertien dagen geleden gesproken en 'het houdt niet over'. Dekker ziet het zo: vroeg of laat krijgen ze allemaal de klap. 'We gaan allemaal een keer.'

'Ja,' zeg ik. 'We gaan allemaal een keer dood.'

'Nee,' verbetert Dekker, 'Wiersema, Koster, Bokjes en ik. Wij gaan allemaal aan déze ziekte dood.'

14 oktober. Ik verlies Dekker een tijdje uit het oog. Hij komt niet meer op de polikliniek Longoncologie, maar gaat voor de bestraling naar de afdeling Radiotherapie. Na twee weken bel ik hem om te vragen hoe het gaat.

'Slechter,' zegt Dekker. Het lopen en praten gaan slechter. Die middag krijgt hij zijn eerste bestraling. Afgelopen week hebben ze een masker van zijn hoofd gemaakt. Hij geeft de telefoon aan zijn vrouw: 'Rietje wil ook nog met je praten.'

'Klaas is emotioneel,' zegt ze. Ze vertelt dat hij druk voelt op zijn hoofd en dat zijn karakter verandert.

Meneer Bokjes heeft een recidief

15 oktober. 'De volgende patiënt is meneer Bokjes,' zegt dokter Liem. Hij gaat hem halen. Even later komt de arts de spreekkamer weer binnen. Achter hem hoor ik het echtpaar Bokjes. Liem trekt zijn wenkbrauwen op. 'Het gaat helemaal niet goed,' fluistert hij. Dan komt Bokjes binnen. Hij heeft een rood, opgeblazen gezicht. Het lijkt alsof hij elk moment uit elkaar kan spatten.

Bokjes begint zenuwachtig te vertellen, als Liem vraagt hoe het gaat. 'Ik sta thuis af te wassen en zie mezelf in het raam. Toen dacht ik bij m'n eigen: wat zie ik er raar uit. Waar komt dat van? Ik zeg tegen haar: we moeten de huisarts bellen. De huisarts zei dat we naar het ziekenhuis moesten. Dokter, ik moet steeds huilen,' zegt Bokjes en veegt zijn ogen af. 'Zomaar spontaan. Ik begin zo te huilen.'

Liem vertelt dat er klieren zijn die tegen de bloedvaten aan drukken. Daarom is het gezicht van Bokjes zo dik. Dan legt de arts uit dat dit komt doordat de tumor is teruggekomen. Bokjes moet een nieuwe kuur. Daar zal zijn gezicht beter van worden. Liem wil vandaag met de therapie beginnen.

'O, o,' zucht mevrouw Bokjes.

'Word ik daar weer zo misselijk van?' huilt Bokjes. 'Dan krijgen we weer dat hele gedoe met het eten.'

'Deze kuur is minder zwaar dan de vorige,' stelt Liem hem gerust. Bokjes krijgt vandaag de eerste kuur. En vrijdag en maandag de volgende twee.

Vrijdag kan Bokjes niet. Dan moet hij naar 'de ruggendokter'. Mevrouw kan maandag niet, dan heeft ze een verjaardagspartijtje.

Dokter Liem zegt op een toon die geen tegenspraak duldt, dat dit 'echt veel belangrijker is dan al het andere.'

'Natuurlijk,' schrikt mevrouw Bokjes. Ze slaat haar hand voor haar mond. 'Ik wil mijn man niet kwijt,' zegt ze. 'Alsjeblieft niet, dokter.'

Arm in arm verlaten ze de spreekkamer. Bokjes snikt luid.

Liem licht de huisarts van Bokjes in over het 'vena-cava-superior-syndroom' van Bokjes. 'Ze schrok,' zegt hij tegen mij, als hij de hoorn heeft neergelegd. 'Ze heeft het niet onderkend.'

'Mevrouw Bokjes begrijpt wat er aan de hand is,' zeg ik peinzend. 'Ze wil haar man niet verliezen.'

'Ze begrijpt het niet,' verbetert Liem. 'Mevrouw Bokjes gáát haar man verliezen.' Liem verwijst naar het college waar Dekker te gast was. Hij vertelde toch dat patiënten met dit soort longkanker en uitzaaiingen een overleving van nog geen twee jaar hebben? De arts zucht. Hij heeft het gevoel zo simpel mogelijk de ernst van de situatie uit te leggen, maar dat het totaal niet tot de mensen doordringt.

'Dit is het normale verloop van deze ziekte'
Een keer per week worden op de verpleegafdeling de patiënten besproken die met ontslag zijn gegaan. Hierbij zijn alle bij de afdeling Longziekten betrokken artsen aanwezig. De zaalartsen presenteren de patiënten.

'Opgenomen voor een vimp-kuur was mevrouw Fisher-Rijn,' begint Jack Molenaar. 'Zij is een 63 jaar oude dame met een kleincellig bronchuscarcinoom met uitzaaiingen in de hersenen. De vorige kuren hebben niet geholpen en nu krijgt ze deze kuur.'

Longoncoloog Ronald Veerman corrigeert hem. Bij patiënten met een kleincellig bronchuscarcinoom is dat het normale verloop. Het is vaak zo, bijna altijd, dat de kuur eerst wel aanslaat, maar de tumor later weer terugkomt. Daarom is het niet juist te zeggen dat de kuur geen succes heeft gehad.

Met Veerman loop ik terug naar de verpleegafdeling. Hij zegt zich enorm te ergeren aan dit soort 'domme uitspraken'. Hij heeft zich stilgehouden, omdat het een nieuwe assistent betrof. Natuurlijk weet hij ook wel dat deze categorie patiënten niet is te genezen. Maar iemand met cara krijgt toch ook steeds opnieuw prednisolon? Daar zeggen ze ook niet tegen: 'U krijgt niets, want we kunnen u niet genezen.' Wat is het alternatief voor deze mensen? Doodgaan. Dat vindt Veerman geen alternatief. Dat is voor niemand acceptabel. Met een kuur leeft de patiënt misschien wel twee jaar langer. Dat mag hem toch niet worden ontnomen?

We zijn bij mijn kamer aangeland en blijven voor de deur staan praten. Ik stel voor om een kop koffie te drinken. Als Veerman even later op een van de oude bureaustoelen zit, zegt hij dat patiënten na de eerstelijns chemotherapie veel nadenken over hun toekomst. Hij ziet hen als ze voor controle komen en merkt dat het hen bezighoudt. Zijn indruk is dat de overtuiging van patiënten om zich na een recidief te laten behandelen veel groter is dan de eerste keer.

Ik zeg de indruk te hebben dat er dan een moedeloosheid optreedt. Een gevoel van 'waarom doe ik het, als het toch weer terugkomt?' Dat op dat moment tot hen doordringt dat ze niet meer zullen genezen.

'Dat is zo,' knikt de longarts. 'Patiënten zijn enorm teleurgesteld.' Maar Veerman heeft nog nooit meegemaakt dat iemand zich niet voor de tweede keer wil laten behandelen.

De longarts is zich ervan bewust dat de manier waarop hij patiënten informeert, grote invloed heeft. Hij zegt 'wellicht met een bepaalde flair en overtuiging' dat opnieuw behandelen het beste is. Dat speelt mee bij het besluit van patiënten om zich opnieuw te laten behandelen. Als de arts twijfelt over behandelen, zullen patiënten er eerder vanaf zien. De dokter bepaalt in feite wat de patiënt doet.

Het voordeel van de behandeling is anderhalf jaar langer leven, zeg ik. Wat de waarde van deze extra tijd is, verschilt per mens. Het lijkt me voor artsen moeilijk daarin te sturen, omdat het niet-medische dingen betreft: existentie, het leven afronden en dingen regelen. Het zijn persoonlijke subjectieve dingen.

De arts probeert hier rekening mee te houden. Hij heeft een patiënt gehad die zich niet voor een tweede keer wilde laten behandelen. Het was een alleenstaande man. Na de eerste kuur was hij weer aan het werk gegaan. Het was iemand met 'een rijk sociaal leven'. Hij was niet depressief of eenzaam, maar wilde zich toch niet opnieuw laten behandelen. Het was 'mooi geweest'. Deze meneer is daar twee keer met Veerman over komen praten en bij zijn besluit gebleven. De arts had daar geen moeite mee.

De mensen in deze regio zijn, volgens Veerman, zeer gesloten. Ze zeggen dat alles goed gaat, terwijl dat niet zo is. Het is daarom moeilijk een beeld van patiënten te krijgen. Veerman vindt het belangrijk dat patiënten iemand meenemen naar het spreekuur. Dan kan hij een betere indruk krijgen van hoe de patiënt in elkaar zit. De arts vindt dat daar ook naar moet worden gekeken. Want 'je behandelt een persoon, niet alleen maar een kleincellig bronchuscarcinoom'. De patiënt moet er baat bij hebben. Daarom is het zo belangrijk dat de patiënt zegt wat hij wil. Als iemand duidelijk zegt dat hij wil leven, komt Veerman daaraan tegemoet. Ook al is iemand negentig. Leeftijd speelt bij hem geen rol. Daar mag je niet op discrimineren. Dat mag alleen op medische zaken.

Veerman denkt dat andere disciplines, zoals een dominee of psycholoog, een rol zouden kunnen hebben bij behandelbesluiten. Maar helaas is dat economisch niet haalbaar. De longarts vraagt wel eens de huisarts om zijn mening. Principieel moet het behandelbesluit samen met de patiënt worden genomen, vindt de arts. In de praktijk hebben patiënten echter nauwelijks inbreng. Vaak zeggen ze ook dat de dokter het maar moet beslissen. Zo krijgt de arts de verantwoordelijkheid die hij deels bij de patiënt probeert te leggen weer terug.

Twijfel

'Nu de vruchten plukken'
20 oktober. Wiersema komt voor controle. Het echtpaar zit in de wachtkamer. Het gaat goed, zeggen ze. Wiersema is thuis druk aan het klussen. Alles wordt geverfd en gerepareerd. Ze hebben nieuwe vloerbedekking uitgezocht.

Als bij Wiersema bloed wordt afgenomen, blijft zijn vrouw bij mij in de wachtkamer zitten.

'Joop heeft van de week met Klaas Dekker gesproken,' vertelt ze. Ze hoorde hem vragen waar je precies last van hebt als je een uitzaaiing in je hoofd hebt. Haar man betrekt alles op zichzelf. Ieder pijntje veroorzaakt angst: komt het door de kanker? Mevrouw Wiersema probeert haar man gerust te stellen. Ze zegt dat hij 'een heel ander geval' is dan Dekker. Die had enorme klieren in zijn nek.

Ons gesprek wordt onderbroken door Koster en zijn dochter. Koster is opgelucht dat zijn kanker helemaal weg is. Maar hij is wel 'erg min' geworden door de kuur. 'Een kasplantje,' zegt zijn dochter.

Wiersema krijgt goede berichten in de spreekkamer. Er zijn geen aanwijzingen voor uitzaaiingen. Wel heeft hij een te hoge bloeddruk. Daar krijgt hij medicijnen voor. Over zes weken moet hij weer voor controle komen.

Koster zegt tegen dokter Liem dat het lang duurt voordat hij opknapt. Dat hij uitkijkt naar 'betere tijden'. De arts legt uit dat Koster een heel agressieve vorm van kanker heeft. 'Het voordeel van de chemotherapie is dat u er nu nog bent. Het nadeel zijn de bijwerkingen. Bovendien kan de tumor terugkomen. We hopen allemaal dat de kanker zich zo lang mogelijk rustig houdt. U moet nu de vruchten plukken van de kuur. U moet nu genieten en dingen doen die u fijn vindt.'

Als Koster dokter Liem na afloop van het consult een hand geeft, zegt hij: 'Dokter, ik zit er toch wat mee of ik m'n boerderij moet verkopen of niet. Ergens wil ik hem nog wel aanhouden.' Als Koster er een goede prijs voor kan krijgen, kan hij de boerderij beter verkopen, vindt Liem.

'Vertellen ze wel alles?'
27 oktober. Als ik op een ochtend om halfnegen tegenover dokter Liem zit, gaat zijn pieper. 'Ze zit tegenover me,' zegt hij, terwijl hij de telefoon aan mij geeft. Het is Josje, de secretaresse van de verpleegafdeling. Ze heeft mevrouw Dekker voor mij aan de lijn.

Vanaf gisteravond heeft mevrouw Dekker me tevergeefs proberen te bereiken. In het ziekenhuis en thuis. Ze is overstuur. Gisteren heeft ze 'een vreselijk gesprek' gehad met een van de radiologen. 'Een koele kikker zonder gevoel.' Ze is er kapot van. Ze heeft veel vragen die niet worden beantwoord. Ze heeft geen vertrouwen meer in de dokters in het ziekenhuis. 'Vertellen ze me wel alles?' vraagt ze na een stortvloed van woorden. Wordt haar man nu wel of niet beter? Aan de dokter durft ze het niet te vragen.

Ik kijk naar de nietsvermoedende arts tegenover me. De longarts bladert ter voorbereiding van zijn poliklinische spreekuur gehaast door zijn paperassen. Op de tafel ligt een dikke stapel patiëntenformulieren te wachten. Zal ik de telefoon aan hem teruggeven? schiet door mijn hoofd. Zou dat mevrouw Dekker helpen? Daarna vraag ik me af: hoe zal de arts mijn contact met zijn patiënten en hun familie opvatten? Ik ben gast. Ik mag kijken, maar ik mag de gang van zaken niet verstoren.

'Wat vervelend allemaal,' zeg ik een paar keer. 'Het spijt me, ik weet het ook niet. U weet dat ik geen dokter ben,' probeer ik me eruit te redden. Ik beloof haar na het spreekuur terug te bellen.

Dan is ze rustiger. De artsen hebben ontdekt dat haar man suikerziekte heeft. Mevrouw Dekker zegt dat haar man verandert. Ze wil weten of dat door de suikerziekte komt of de kanker. Verder heeft hij maar tien bestralingen gehad, en andere mensen wel dertig. 'Hebben ze hem afgeschreven?' vraagt ze. Ze heeft dit ook aan 'die verschrikkelijke radiologe' gevraagd. Die zei dat ze dit met de longarts moet bespreken. Ze kon er niets over zeggen, omdat zij geen hoofdbehandelaar is.

Mevrouw Dekker begrijpt dat haar man voor dokters 'werk' is en dat ze er anders tegenaan kijken dan zij. Maar zij heeft maar één man. Zij moet duidelijkheid hebben. Haar pleegkinderen wil ze niet belasten. Ze weet dat ik geen dokter ben, maar ze moet haar verhaal kwijt. Ik adviseer een afspraak te maken met een van de longartsen. Ze zal dokter Liem bellen, zegt ze aan het eind van het telefoongesprek.

28 oktober. De volgende dag bel ik mevrouw Dekker om te vragen hoe het gaat. Ze is rustiger, zegt ze. Haar problemen zijn niet opgelost, maar ze kan er beter mee omgaan.

Haar man ligt in een revalidatiecentrum 'voor zijn suiker'. Hij ligt 'almaar te schreien' en is vreselijk emotioneel. Het is moeilijk om haar sterke echtgenoot zo te zien. De avond voordat ze naar de dokter gaan bespreekt ze haar vragen met hem. Maar als ze bij de dokter zitten, valt hij haar steeds in de rede. Ze moet volgens hem niet op de dingen vooruitlopen. Hij is bang, leidt ze daaruit af.

De dove rechterkant
3 november. Twee weken nadat ik het echtpaar Wiersema voor het laatst heb gezien, zie ik ze in de wachtkamer zitten. Verwonderd loop ik naar hen toe.

'Het is nog niet lang geleden, hè,' beantwoordt Wiersema mijn onuitgesproken vraag, terwijl hij me niet aankijkt. Zijn vrouw zegt dat het niet goed gaat. Zijn hele rechterkant voelt 'doof'. Hij heeft het ook steeds koud. Gisteren hebben ze dokter Heller gebeld. Die zei dat ze vandaag moesten komen. De neuroloog moet ernaar kijken. Wiersema ontwijkt mijn blik.

Dan zegt hij opeens: 'Met Dekkertje is het niks.' Mevrouw Wiersema heeft hem laatst in het revalidatiecentrum opgezocht. Mevrouw Dekker en zij bellen altijd met elkaar. Ook nu. Maar voor haar man is het niet goed. Hij slaapt er niet van.

Dokter Heller luistert aandachtig naar de klachten van Wiersema. Hij vraagt hoe het met zijn kracht zit. Wiersema stroopt zijn rechtermouw op en zet zijn elleboog op tafel. 'Kunt u mijn arm wegdrukken, dokter?' Wiersema wint zowel links als rechts met gemak van de arts.

De arts zegt dat het minder ernstig is dan hij aanvankelijk dacht. Waarschijnlijk komen de klachten van de pillen tegen de hoge bloeddruk. Wiersema's lichaam moet zich daar nog op instellen. Deze klachten komen niet door de bijwerkingen van de kuur. En zoals het nu lijkt ook niet door de tumor.

De afspraak voor volgende maand blijft staan, besluit de longarts het consult. Mochten Wiersema's klachten verergeren, dan moet hij eerder terugkomen.

Dokter Racz
5 november. Het echtpaar Dekker en Vera zitten in de wachtkamer van de polikliniek. Mevrouw heeft met dokter Liem een afspraak gemaakt om alles uit te praten, zegt ze als ze me ziet. Ze vindt het erg spannend. Maar ze moet weten wat er allemaal aan de hand is. Ze vraagt welke dokter ze krijgen. 'Dokter Liem,' zeg ik, 'want dokter Heller is op vakantie'. Ze slaakt een zucht van verlichting. Ze heeft veel liever dokter Liem.

In de spreekkamer tref ik dokter Liem en Ilona Racz, een longarts in opleiding. Ze zijn het spreekuur aan het voorbereiden. Ze zijn net aangeland bij Dekker. 'Die mag jij wel zien,' zegt Liem tegen Racz. 'Een man die cisplatinum-etoposide heeft gehad. Recidief. Toen hebben we tenoposide geprobeerd, maar dat sloeg niet aan. Daarna is hij bestraald. Je hoeft niets te doen. Het is een controle. Maak maar voor over zes weken een nieuwe afspraak.' Ilona Racz knikt.

Ze gaan over naar de volgende patiënt. Ik wil ingrijpen, omdat ik weet hoe belangrijk deze afspraak voor mevrouw Dekker is. Tegelijkertijd ben ik verwonderd dat Liem niet begrijpt hoe belangrijk dit gesprek voor haar is. Ik durf niks te zeggen. Onlangs sprak ik Liem op de gang. Hij zei dat als Ilona Racz op de polikliniek kwam, het te druk voor de patiënten zou zijn als ik er dan ook nog bij was. Dan denk ik aan de grote betrokkenheid van Ilona Racz bij patiënten. Ik zie de grote stapel medische dossiers op tafel liggen. Dokter Liem is inmiddels de zoveelste patiënt aan het bespreken. De wachtkamer zit vol. Het spreekuur begint.

Tussen de consulten door loop ik snel naar de wachtkamer om de Dekkers te vertellen dat ze niet Liem, maar een andere dokter krijgen. 'Een hele aardige, die goed luistert,' beloof ik. Mevrouw vindt het 'heel vervelend'. Steeds een andere dokter, en dan juist nu. Dekker haalt zijn schouders op.

Ilona Racz kijkt aandachtig naar de nieuwe röntgenfoto's van Dekker. 'De long is iets verbeterd,' wijst ze me aan. Ze zal zeggen dat 'het stabiel is', anders wekt ze zoveel verwachtingen. Ze zegt dat Liem het over een recidief had. Zij ziet daar niets van. Ik leg uit dat Dekker twee uitzaaiingen in zijn hoofd heeft. Daar wist ze niets van. Ze tuurt in het dossier. Dan haalt ze de groene consultvellen die nog niet zijn uitgetypt tevoorschijn om daarop de informatie te zoeken.

'Hij is bestraald,' zeg ik.

'Je kent hem?' vraagt ze.

'Ja,' zeg ik. Ik vertel dat mevrouw Dekker Liem heeft gebeld, omdat ze allerlei vragen heeft.

'Hm,' zucht de longarts in opleiding. 'En nu mag ik ze zien.' Ze vindt het vervelend voor patiënten dat ze een andere dokter krijgen. Zij weet niks van Dekkers voorgeschiedenis. Zij kent hem niet. 'Zal ik aan Guido vragen of hij ze ziet? Dat is toch veel prettiger voor hen?' Ze kijkt me vragend aan.

Ik schud mijn hoofd. 'Ik denk dat juist jij nu goed met ze kunt praten,' zeg ik.

'Oké,' ze loopt naar de deur. 'Ik zal ze binnenroepen.'

Het gesprek

Ilona Racz vraagt even later aan het echtpaar Dekker hoe het gaat. Vera is in de wachtkamer blijven zitten.

'Beter,' knikt Dekker snel. 'Stukken beter.'

Mevrouw Dekker zegt emotioneel dat ze een heleboel vragen heeft, waar ze maar geen antwoord op krijgt. Ze vindt het heel vervelend dat ze dit nu allemaal tegen dokter Racz moet zeggen. Want zij heeft er niets mee te maken.

'Zegt u het maar gewoon tegen me,' zegt de longarts-in-opleiding. 'Ik hoor ook tot deze club. Ik vertegenwoordig de doktoren nu even. Gooi het er maar uit.'

Mevrouw Dekker kijkt hulpeloos naar mij. Ik knik haar bemoedigend toe.

'De artsen zeggen dat het beter met mijn man gaat,' zegt mevrouw Dekker. 'Komt dat door de bestraling of door de behandeling van de suikerziekte?' Op die vraag krijgt ze geen antwoord. Ze huilt en is boos tegelijkertijd.

Ilona Racz luistert. Dan legt ze rustig uit dat zij op die vraag ook geen antwoord kan geven.

Of er nog een scan wordt gemaakt, vraagt mevrouw Dekker. Racz schudt haar hoofd: dat gebeurt alleen als er klachten zijn.

'Waarom wordt er alleen maar wat gedaan als er wat aan de hand is? Waarom kijken ze niet of de tumor weg is?' De eerste keer dat haar man chemotherapie kreeg, werd er zowel aan het begin als aan het einde van de kuur een scan gemaakt om te kijken of de tumor weg was.

'Bestraling slaat altijd aan,' legt dokter Racz uit. 'Door bestraling gaat het altijd beter met patiënten. Het is veel belangrijker om erop te letten of meneer Dekker klachten heeft. Als hij benauwd is of pijn heeft, wordt daar wat aan gedaan.'

'Hebben jullie hem afgeschreven', klinkt het dan schel. Dekker zegt dat hij heeft geprobeerd zijn vrouw uit te leggen dat op de röntgenfoto kankercellen niet altijd te zien zijn.

'Dokter Kooiman heeft gezegd dat er alles aan gedaan zou worden om de tumor "weg te maken",' praat mevrouw Dekker door hem heen. Haar stem schiet omhoog. 'Maar dan hoest hij bloed op. Dan gaat hij raar praten. Ja, dan ga ik twijfelen.'

Ilona Racz neemt de tijd. Ze legt uit dat de tumor van Dekker heel agressief is. Ze moet de tumor zien als 'een spinnetje die een web maakt in het lichaam'. Dat spinnetje probeert zich overal aan vast te maken en maakt een onzichtbaar web. De artsen proberen het spinnetje, de tumor, rustig te houden. Maar het onzichtbare web blijft zitten. Dat wordt een kleincellig bronchuscarcinoom genoemd. Vroeger kon er niets aan worden gedaan. Toen overleden patiënten binnen twee maanden. Nu wordt er chemotherapie gegeven. Dat slaat goed aan, in de zin dat haar man nog niet dood is. Maar zijn kanker gaat niet weg. Die blijft in zijn lichaam. Daarom heeft het geen zin om met scans te kijken of de kanker er nog zit. Want er zit altijd nog kanker. Alleen als er klachten zijn, wordt onderzoek gedaan om te kijken hoe die klachten het best kunnen worden verholpen. Waar het om gaat, is de tijd die Dekker nog heeft zo prettig mogelijk voor hem te maken.

'Dan heb ik nu antwoord,' zegt mevrouw Dekker. Ergens wist ze het wel. Maar niemand heeft het haar ooit rechtstreeks gezegd.

Dokter Racz begrijpt dat het voor mevrouw Dekker een heel moeilijke, onzekere periode is, zegt ze. De arts kan de onzekerheid helaas niet wegnemen. Ze pakt mevrouw Dekker even bij de schouder. Die buigt haar hoofd. 'Bij ieder kuchje denk ik: wat gebeurt er nu?' legt ze uit. 'Het was voor ons een enorme klap dat het terugkwam.'

'Deze tumor gaat niet weg,' herhaalt Ilona Racz nog eens. 'De tumor komt terug. Bij uw man was dat in het hoofd. Dat komt vaker voor.'

Mevrouw Dekker huilt. Ze wil haar man niet kwijt. Ze wil hem zo lang mogelijk bij zich houden. Hij vecht en vecht. Daar wordt ze zo onzeker van.

'Het is heel erg als je ziek bent,' zegt de arts. 'Maar voor degenen die ernaast staan, is het soms nog moeilijker.' Mevrouw Dekker knikt heftig.

Dekker ziet het anders. Het heeft geen zin om te piekeren. Hij wil er het beste van maken.

'U bent verschillend,' zegt de arts. 'U bent ziek. Zij niet. Bovendien gaan vrouwen anders met dingen om.'

Dan doet de arts lichamelijk onderzoek. Dekker vraagt naar de foto's. Die zijn 'onveranderd'. Volgens Dekker zit er een ontsteking, want hij voelt 'daar wat'. Ilona Racz hangt de foto's op en bekijkt ze nog eens. Dan luistert ze opnieuw naar de longen van Dekker.

'Het is zeker de tumor die de kop weer opsteekt,' zegt mevrouw Dekker.

'Niet zo negatief, moeders,' zegt haar man.

Dokter Racz ziet niets op de foto, maar ze hoort wel wat op de plek waar de tumor zit. Het is een gevoelige plek waar gemakkelijk iets kan komen. Of het inderdaad weer de tumor is, zal moeten worden afgewacht. Dan zullen ze kijken wat ze kunnen doen.

Racz vraagt wat Dekker overdag doet. 'Van alles,' zegt hij. Hij is opgenomen in een revalidatiekliniek. Daar bekleedt hij stoelen. Hoe het verder gaat, informeert de arts. Ze kan zich voorstellen dat hij liever thuis is.

'U moet begrijpen,' zegt Dekker moeizaam. 'Ik ben een vrij man en altijd aan de gang, dus soms...' zijn stem breekt.

'...wilt u de muren wel wegdrukken?' vult Ilona Racz aan.

'Precies.'

Er hangt een ontspannen, prettige sfeer. Mevrouw Dekker heeft gezegd wat ze wilde zeggen. En al was het hard, ze heeft gehoord wat ze wilde horen. Er wordt wat heen en weer gepraat over naar huis gaan, verjaardagen en de kinderen. Mevrouw moet weer huilen.

Op een gegeven moment sluit dokter Racz het gesprek af. Ze stelt voor dat de Dekkers over zes weken weer terugkomen. Als er eerder klachten zijn, moeten ze natuurlijk bellen. Ze vraagt of ze de volgende keer bij dokter Liem of haar willen komen. 'Dat maakt niet uit,' zegt mevrouw Dekker. Ze vond het heel vervelend dat Liem er niet was. Maar nu maakt het haar niet uit. Ze vond dit een goed gesprek. Ze veegt haar ogen af. Dokter Racz zegt dat de artsen allemaal goed op de hoogte zijn van hoe het met de patiënten gaat.

Dekker vindt het belangrijk vertrouwen in de dokter te blijven houden, zegt hij. Ze hebben nu goed contact met de huisarts. Dat was minder. Hij kwam nooit. Iedere keer als Dekker in het ziekenhuis was geweest, bracht hij hem de brief. Maar de huisarts liet niets van zich horen. Het was moeilijk om met hem te praten. Maar nu is het goed. Eens in de veertien dagen komt hij een halfuur langs.

Racz mompelt dat 'dat de nieuwe vorm van geneeskunst' is. Ze vindt het niks. Het liefst kwam zij bij hen thuis.

Dekker staat op. Hij maakt aanstalten zijn vrouw naar de wachtkamer te rijden. 'We moeten de dokter niet meer zo lang ophouden.'

'Laat haar even rustig worden,' zegt dokter Racz, omdat mevrouw Dekker huilt. 'Zo wil ze toch niet de wachtkamer in.'

Andere houding

Aan het eind van de ochtend loop ik terug naar de verpleegafdeling. Achter me hoor ik geroep. Het is Ilona Racz. Ze vraagt wat ik van het gesprek met de familie Dekker vond. 'Goed,' zeg ik. 'Het was voor meneer en mevrouw Dekker confronterend, maar wel goed.' Racz is het daarmee eens. Ze merkte dat alles was gezegd. Mevrouw Dekker huilde eerst uit onmacht en boosheid, later van verdriet.

De arts vindt het moeilijk dat door de chemokuren hoop blijft bestaan. Toen ze net in opleiding was, werkte ze op de spoedpolikliniek. Ze zag daar regelmatig patiënten die met een 'dip' na chemotherapie of een recidief werden opgenomen. Mensen met een uiterst sombere prognose, die praatten alsof ze een heel leven voor zich hadden. 'Ongelooflijk,' vindt ze. Ze vroeg zich wel eens af wat de artsen aan deze patiënten vertellen. Zij zou het anders aanpakken. Zij zou duidelijker zeggen wat er aan de hand is. Ze zou gewoon zeggen dat ze doodgaan. Maar zij staat anders in het leven dan bijvoorbeeld Guido Liem, glimlacht ze.

'Er wordt niet snel gezegd dat patiënten doodgaan,' beaam ik. 'Alleen dokter Rutgers heb ik wel eens horen zeggen, tegen een longkankerpatiënt die vroeg wat de keuze was bij wel of niet behandelen: "U gaat dood. Of u gaat dood.". Daarna vertelde hij pas over de chemotherapie.'

Ilona Racz glimlacht: 'Typisch Maarten.' Racz heeft de wijsheid niet in pacht, zegt ze. Misschien is het voor patiënten goed dat artsen hoop blijven geven. Maar ze heeft sterk de indruk dat dit vooral voortkomt uit zelfbescherming van de arts. 'Zeggen dat iemand doodgaat. Hoop opgeven. Het druist in tegen het willen genezen van mensen.'

Ontsteking of progressie?

26 november. Dorien Meulman en ik zitten te praten, als Marcel Heller de spreekkamer binnenkomt met twee röntgenfoto's. Hij hangt ze op de lichtbak.

'Wat denk je?' zegt hij tegen de longarts-in-opleiding.

'Oeh, progressie,' zucht deze. Vooral op de dwarse foto is het goed te zien. Meulman wijst met haar vinger naar de vlekkerige tekening. 'Meneer Wiersema?' vraagt ze. Heller knikt.

Dokter Liem komt binnen. 'Guido, kijk eens,' zegt Heller. Liem steekt zijn handen in zijn zakken en buigt zich naar de lichtbeelden.

'Ja, ja,' zegt hij nadenkend. 'Progressie? Het zou ook een ontsteking kunnen zijn.' Hij raadt aan Wiersema een week antibiotica te geven. Te kijken wat er gebeurt. En de patiënt over een week te laten terugkomen. Dan is duidelijk wat het is. Tumorprogressie zal tegen die tijd op de foto's goed zichtbaar zijn. Als het een infectie is, zullen de vlekken zijn verdwenen als gevolg van de antibiotica. De komende week kan verder onderzoek worden gedaan. 'Dan kan de patiënt alvast aan het idee wennen dat het niet goed kan zijn,' vindt Liem. Marcel Heller pakt de status van Wiersema. Ik loop achter hem aan. 'Gaat u mee?' vraagt de longarts aan Wiersema als we hem op onze route naar de spreekkamer passeren.

Wiersema is alleen. Zijn vrouw komt zo. 'Ze is bij Natasja,' fluistert hij mij toe. Ik durf hem bijna niet aan te kijken. Het voelt alsof ik hem verraad. Hoe vaak heeft Wiersema zijn zorgen niet aan mij toevertrouwd? Maar hoe kan ik hem nu zeggen wat er aan de hand is?

Dokter Heller hangt de foto's op. Wiersema's ogen laten de arts niet los. Deze zegt dat hij 'maar direct zal zeggen dat de foto's er niet goed uitzien'. Hij wijst op de witte vlekken. Wiersema schrikt. Het zweet staat op zijn voorhoofd. Dan begint hij te praten. Hij heeft deze afspraak zelf gemaakt. Sinds een paar weken voelt hij zich niet goed. Tussendoor is hij naar de polikliniek gekomen, omdat de rechterkant van zijn lichaam doof voelde. De laatste dagen voelt hij zich nog slechter. Het drukt op zijn borst. Wiersema gaat steeds sneller praten. Hij denkt zelf aan een infectie. De huisarts wilde hem geen antibiotica geven. Wiersema kijkt mij verwilderd aan.

Heller zegt nog een keer dat de foto niet goed is. Het kan inderdaad een infectie zijn. Daarom wil hij Wiersema antibiotica geven. Maar het kan ook iets anders zijn. Dat is nog niet goed te zien. Als het een infectie is, zal

Wiersema zich volgende week door de medicatie beter voelen. Heller zegt alvast een aantal onderzoeken af te willen spreken om te bekijken wat het nog meer zou kunnen zijn.

'Heb ik een uitzaaiing?' vraagt Wiersema, terwijl hij de longarts strak aankijkt.

'Dat weten we niet,' zegt Heller. 'Dat moeten we verder onderzoeken.'

'Is het een uitzaaiing?' vraagt Wiersema opnieuw.

'We moeten dat bekijken,' herhaalt de arts. 'Daar moeten we juist achter komen. Maar het zou kunnen.'

Wiersema trekt wit weg. Hij wil precies op de foto zien waar het zit.

'Het is een uitzaaiing, hè?' vraagt hij dan aan mij. 'Mijn vrouw is er altijd bij en nu niet. Ik moet kijken of ze er al is.' Hij staat op. Hij moet zich vasthouden aan de tafel om niet te vallen. Ik zeg dat ik zal kijken of ze er al is.

In de wachtkamer zie ik haar zitten. Ze zwaait vriendelijk naar me. Haar lach beantwoord ik nauwelijks. Ze kijkt me bezorgd aan en loopt snel mee naar de spreekkamer.

'Het is niet goed,' zegt Wiersema direct. Ze slaat haar hand tegen haar mond. Heller legt de situatie nog een keer uit.

'Als het een uitzaaiing is, dokter, dan is het voor de kerst zeker afgelopen?' vraagt Wiersema.

Heller zegt dat als er inderdaad iets zit 'een plannetje moet worden gemaakt'. We lopen met z'n vieren de spreekkamer uit. Heller regelt bij de balie wat afspraken.

In een hoekje van de wachtkamer gaan de Wiersema's en ik zitten. Ze beginnen tegelijkertijd te praten. Kan het een infectie zijn? Wat zei de dokter ook alweer? Zou het een uitzaaiing zijn? Wat denk ik ervan?

Wiersema moet wat sputum inleveren voor onderzoek. Hij loopt met het daarvoor bestemde bakje naar het toilet.

Dekker loopt door de wachtkamer. Vanuit de verte steekt hij zijn hand op. Wij zwaaien terug. Hij komt niet naar ons toe.

'Het contact met Dekker valt Joop zwaar,' zegt mevrouw Wiersema zacht. De echtparen bellen regelmatig. Mevrouw Dekker is dat blijven doen toen het met haar man slechter ging. Mevrouw Wiersema belt ook, maar alleen als haar man niet in de buurt is. Het is voor hem te confronterend. Voor haar hoeft het nu ook niet. 'Je hebt al genoeg aan jezelf,' zegt ze. Ze kan niet geloven dat het mis zou zijn. Haar man wel. Hij is daar erg bang voor. Gisteren is hij nog bij Natasja geweest. Die heeft heel expliciet gezegd dat er geen uitzaaiingen zijn. 'Hij doet nog alles. Trimmen. Verven. Het bestaat niet dat hij een uitzaaiing heeft.'

Wiersema komt weer bij ons zitten. Hij heeft zoveel vragen, zegt hij. Hij heeft ontzettende behoefte aan informatie en praten. Het liefst zou hij Heller 's avonds even een kwartiertje bellen. Hij heeft net met de arts gepraat, maar Wiersema heeft nu alweer allerlei vragen.

De dochter van Koster en het echtpaar Bokjes komen aanlopen. De Wiersema's hopen dat ze doorlopen en niets vragen. Sandra Koster geeft ons een hand. 'Het is niets met Klaas Dekker, hè?' zegt ze in het voorbijgaan. De

Wiersema's knikken stil. Bokjes is spraakzaam en vrolijk. Hij en zijn vrouw zijn blij iedereen in de wachtkamer weer te zien. Bokjes is opgeknapt. Zijn gezicht is niet meer opgeblazen en rood.

Sinterklaas
1 december. Het motregent als ik over het ziekenhuisterrein naar huis fiets. Als ik de grote parkeerplaats oversteek, zie ik een man op een fiets druk naar me zwaaien. Ik fiets langzaam naar hem toe. Het is Wiersema. Hij is net onder de scan geweest, roept hij. Als we naast elkaar aan de kant van de weg staan, vertelt hij over de afgelopen week. Er zijn allerlei onderzoeken gedaan. Dat was prettig, want daardoor had hij weinig tijd om te piekeren. Het weekend thuis was afschuwelijk. De artsen denken dat er ergens in zijn hoofd een bloedpropje zit en dat daar die doofheid vandaan komt.

Of hij nog thuis aan het klussen is, vraag ik. 'Het is zo goed als klaar,' zegt hij. 'Ik doe dat voor mijn vrouw en kinderen. Dan is dat alvast gebeurd.' Hij kijkt me niet aan. 'Je weet maar nooit.'

Er klinkt muziek. Sinterklaas en een aantal Zwarte Pieten komen aanlopen. Het is harder gaan regenen. Een van de Pieten heeft op zijn schouder een gettoblaster waaruit sinterklaasliedjes klinken.

'Dag, Sinterklaas,' groet Wiersema.

'Dag, meneer,' zegt deze met gedragen stem.

'Dit is Anne-Mei,' zegt Wiersema. Hij trekt aan de mouw van mijn jas: 'Kom eens van die fiets af.' Dan buigt hij zich naar de goedheiligman toe en begint in zijn oor te fluisteren.

'Zo,' zegt Sinterklaas, 'ik hoor dat jij altijd zo aardig met de mensen in het ziekenhuis praat. Piet, geef dit meisje eens wat pepernoten.' De stoet loopt weer verder. We moeten allebei lachen.

'Kom,' zegt Wiersema. 'Ik ga naar moeder-de-vrouw, vertellen hoe het is gegaan vandaag. Ben je morgen op de polikliniek?' Ik knik. 'Mooi, tot morgen.'

'De groeten aan uw vrouw,' roep ik over mijn schouder als ik wegfiets. Ik kijk naar zijn rug en de arm die hij in de lucht steekt. Het regent nog steeds.

Uitzaaiing in het hoofd
2 december. De volgende ochtend zit ik naast dokter Liem tegenover het echtpaar Wiersema. Ze zijn stil en gespannen. Liem heeft nog geen uitslagen, zegt hij terwijl hij door de papieren voor zich bladert. Hij krijgt van de foto geen goed beeld. Er zit iets wits. Maar ja, wat is het? Hij tuurt nogmaals op de foto's: 'De vlek is niet groter geworden sinds vorige week.'

Wiersema vraagt gespannen naar de scan.

'Ik zal er eens achteraan bellen.' De longarts pakt de telefoon. 'Guido Liem, longziekten. Tegenover me zit meneer Wiersema, Ruysdael-nummer: 7734 239. Gisteren is er een scan van zijn hoofd gemaakt. Is daar al een uitslag van bekend?' Het is een paar minuten stil.

'Hm, hm, ja,' zegt dokter Liem, terwijl hij luistert. 'Bedankt.'

De longarts kijkt ernstig naar het echtpaar tegenover zich. 'Op de scan is een uitzaaiing in het hoofd te zien,' zegt hij.

Het is stil in de spreekkamer. Akelig stil. Wiersema wordt bleek en begint enorm te zweten. Hij krijgt het er warm van, zucht hij.

'Ik zie het,' zegt dokter Liem vriendelijk.

Mevrouw Wiersema begint te huilen. Verontschuldigend richting de longarts: 'Je houdt je zo lang goed, dokter.'

Ik pak een bekertje water en geef haar een zakdoekje. Door haar tranen heen bedankt ze me.

Liem begrijpt dat dit een heel moeilijk bericht is. Hij legt uit dat de uitzaaiing het dove gevoel veroorzaakt. De arts stelt voor om na het weekend verder te praten over chemotherapie. Hij wil eerst alle uitslagen bestuderen. Maar Wiersema moet ervan uitgaan dat er een uitzaaiing is. Hij moet in het weekend maar nadenken of hij weer chemotherapie wil.

'Geeft u me nog wel een kans?' vraagt Wiersema. Zijn vuisten liggen gebald op tafel.

'Zeker,' knikt dokter Liem. 'Anders stelde ik u dit niet voor.'

Wiersema hoeft er niet over na te denken. Hij gaat door. Hij gaat door tot het einde. Zijn vrouw legt uit dat hij niet tegen wachten kan. Daar wordt hij gek van.

Liem pakt een paar formulieren uit de kast. 'Als u er zo zeker van bent, dan kan ik het ook nu alvast voor u aanvragen.'

Wiersema knikt heftig en vraagt nogmaals of de arts hem nog een kans geeft. Mevrouw vertelt dat hun zoon voor een aantal weken naar het buitenland gaat. Of dat kan. De arts vindt dat geen probleem.

'Dus u geeft me nog wel vier weken?'

Hij kan niks garanderen, zegt de longarts. Er kunnen altijd rare dingen gebeuren. Ook met hemzelf. Hij kan straks als hij het ziekenhuis uit loopt onder een auto komen. Zo moet Wiersema het zien.

Het confronterende contact

8 december. Wiersema krijgt opnieuw chemotherapie. Als hij in de infuuskamer wordt geroepen, blijft mevrouw Wiersema bij mij in de wachtkamer zitten. Het bericht dat de kanker is teruggekomen, was een enorme klap. Ze hadden zich erop voorbereid dat er iets in de longen niet goed zou zijn. Maar met een uitzaaiing in het hoofd hebben ze geen rekening gehouden.

Wiersema is deze week bij Natasja geweest, vertelt zijn vrouw. 'Zij heeft "zich eruit gepraat". Natasja zei dat ze zich had geconcentreerd op de longen en niet op het hoofd.'

Wat er met Dekker is gebeurd, heeft hen aan het denken gezet. Dekker belde afgelopen weekend. Hij heeft het niet over zichzelf, maar over 'wij'. Dekker zegt: 'Wij zijn met de laatste bladzijde van ons leven bezig. Wij zijn mensen die leven met de dag.' Als Dekker dit soort dingen zegt, raakt Wiersema totaal van streek. Ze hebben afgesproken dat hij de telefoon niet meer opneemt.

Vorige week hebben ze met dokter Liem over Dekker gesproken. Die zei dat Dekker 'een heel ander geval is'. Dan is Wiersema gerustgesteld. 'Als de dokter het zegt, gelooft hij het wel.'

'Dekker en zijn vrouw praten over de dood,' vertelt mevrouw Wiersema. 'Ze zeggen "hun tranen te hebben gelaten" en nog zo veel mogelijk plezier samen te willen hebben. Dan kunnen zij en de kinderen later met een goed gevoel aan die laatste tijd terugdenken.'

Als Wiersema niet met zijn medepatiënten in aanraking komt, is hij heel sterk, vindt zijn vrouw. 'Hij kan goed met de kinderen praten en blijft positief.' Ze weten dat de mogelijkheden nu beperkt zijn.

Zij denken er anders over dan in het begin. Ze hopen dat de behandeling aanslaat. Dat zijn leven wat wordt gerekt. Over beter worden, praten ze niet meer. Die omslag kwam toen van 'het clubje patiënten' de een na de ander achteruitging.

Wachten vindt Wiersema het allerergste. 'Dokter Liem voelde dat goed aan toen hij onmiddellijk de kuur bestelde,' zegt zijn vrouw. 'Joop wordt pas rustig als hij aan het infuus zit. Dan gebeurt er tenminste wat.'

Reünie in de wachtkamer

17 december. Om kwart over acht loop ik door de wachtkamer op weg naar de spreekkamer. De Wiersema's roepen me. Ze zitten tegen de verwarming aan geleund, ver van de andere wachtende patiënten. 'Kom even hier zitten,' Wiersema schuift een stoel op. Ik mag tussen hen in zitten. Het gaat niet zo best. Hij weet nu wat echte benauwdheid is.

'Mevrouw Dekker heeft gebeld,' zegt Wiersema. 'Dekkertje is er heel slecht aan toe. Hij komt vandaag naar de polikliniek met een ambulance. Hij kan niet meer lopen.'

Wiersema moet naar de röntgenafdeling om foto's te laten maken. Zijn vrouw blijft bij mij zitten. Ze vertelt over het gesprek met mevrouw Dekker. 'Rietje heeft zich bij zijn overlijden neergelegd.' Dekker heeft zijn vrouw gevraagd de Wiersema's te bellen om te vragen hoe het ging. Hij vermoedde dat het niet goed was. Hij kon het de vorige keer in de wachtkamer niet opbrengen om er zelf naar te vragen. Daar wilde hij zich voor verontschuldigen. Mevrouw Wiersema kan zich dat heel goed voorstellen: 'Die man is met hele andere dingen bezig.'

Ze wilde eerst niets aan haar man vertellen over de slechte toestand van Dekker. Maar toen ze hoorde dat hij op een brancard naar het ziekenhuis zou komen, moest ze het wel vertellen. Anders zou hij te erg schrikken.

Haar man twijfelt aan Natasja. Natasja heeft altijd gezegd dat Wiersema niet mocht worden bestraald. Nu moet dat wel. Hij wilde dat zijn vrouw dat aan Natasja zou zeggen. Zij vond het geen punt, omdat het 'zo'n kleine uitzaaiing is'. Wiersema 'neigt nu meer naar het ziekenhuis'. Maar hij gaat nog wel naar Natasja.

Ik ga voor mevrouw Wiersema en mij koffie halen. Bij de automaat word ik op mijn arm getikt door Koster. Hij heeft een prachtige bos eigen haar. Meneer Fresco komt aan de arm van zijn verloofde voorzichtig binnenschuifelen. Het echtpaar Bokjes zwaait stralend vanaf de balie. Iets verderop zie ik het echtpaar Heuvel en mevrouw Fisher-Rijn in druk gesprek verwikkeld. En dan komt straks ook nog Dekker met de ambulance. Wiersema komt met de röntgenfoto's schichtig de polikliniek weer binnenlopen. In een grote boog loopt hij snel om z'n medepatiënten heen naar zijn vrouw. Het lijkt wel een reünie in de wachtkamer, denk ik. Maar wel een reünie waarop Wiersema liever niet was uitgenodigd.

Dokter Heller neemt uitvoerig de tijd voor Wiersema. Hij doet uitgebreid lichamelijk onderzoek. Wiersema zegt zich 'vreselijk min' te voelen. Het klussen gaat niet langer. Hij heeft geen kracht meer en voelt zich zwakker worden. Lopen gaat moeizamer. 'En al die pillen,' zucht Wiersema. Ze staan hem vreselijk tegen. Het echtpaar wenst ons prettige feestdagen. Als ze de deur achter zich dicht hebben getrokken, zucht Heller: 'Prettige kerst...' Hij trekt zijn wenkbrauwen op: 'Dit wordt meneer Wiersema's laatste kerst.'

Recidief voor meneer Koster

Koster is nog lang niet de oude, laat hij dokter Heller weten. Als hij zich moet uitkleden voor het lichamelijk onderzoek, verliest hij verschillende keren bijna zijn evenwicht. 'Verder gaat het best,' zegt hij. Hij is niet bang om naar het ziekenhuis te komen. Hij ziet dit 'als routineonderzoek', zegt hij haast onverschillig. Omdat ik zo lang in de wachtkamer met mevrouw Wiersema heb zitten praten, ben ik niet bij de voorbespreking van het spreekuur geweest. Terwijl ik luister naar het gesprek tussen Koster en dokter Heller, lees ik op het groene patiëntenformulier de aantekeningen van de arts: 'lokaal recidief'.

De longarts gaat naast de lichtbak staan. Hij vraagt of Koster met hem naar de foto's wil kijken. Want 'die bevallen hem niks'. Hij legt uit dat de tumor op precies dezelfde plaats is teruggekomen. Het bericht slaat in als een donderslag bij heldere hemel. Koster en zijn dochter Sandra zeggen niets. Ze kijken naar de grond.

'Er moet snel wat gebeuren,' zegt Heller. Hij stelt voor vandaag nog met een nieuwe chemokuur te beginnen. Koster kijkt onmiddellijk op. Dat wil hij niet. Volgende week is beter. Dat is vroeg genoeg.

Sandra vraagt aan de arts hoe het na deze kuur zal zijn. Zal de kanker bij haar vader ooit helemaal weggaan? Dokter Heller schudt zijn hoofd. 'Nu de kanker is teruggekomen, zijn de vooruitzichten slechter geworden.'

In de wachtkamer zegt Koster steeds: 'Als je eenmaal kanker hebt, kom je er nooit meer vanaf.' Hij kijkt recht naar voren en leunt op z'n wandelstok. Sandra zit naast hem en staart in de verte. Er lopen dikke tranen over haar wangen. Haar vader tuurt naar de taxichauffeur die hen komt halen. 'Tot maandag,' zegt hij zonder me aan te kijken.

'Patiënten moeten steeds kiezen'

Na afloop van het spreekuur eet ik met de verpleegkundigen van de verpleegafdeling in het ziekenhuisrestaurant. Ik ben onder de indruk van de morgen op de polikliniek. Verpleegkundige Carola luistert naar mijn verhalen.

Ze vindt het jammer dat artsen 'altijd weer een chemokuur uit de kast trekken'. Laatst vertelde een echtpaar het zo moeilijk te vinden steeds weer te moeten kiezen. Steeds werd hun weer een behandeling aangeboden. Ze vonden dat ze hiermee wel móesten instemmen. Anders zouden ze niet 'alles hebben geprobeerd'.

'Therapie weigeren is voor patiënten heel moeilijk,' zegt Carola. 'Patiënten laten zich soms behandelen voor de familie. Om langer bij ze te kunnen zijn. Omdat ze het ten opzichte van hun familie "niet kunnen maken" niet voor een behandeling te kiezen.'

'In het academisch ziekenhuis is men gericht op behandelen en wetenschappelijk onderzoek,' zegt de verpleegkundige. 'Zo zijn ze opgevoed. Artsen willen "niet niets doen". Misschien zijn ze bang om erover te praten,' oppert ze. 'Bang om slecht nieuws te brengen. Bang voor de emoties van de patiënt. Machteloosheid is een moeilijk gevoel,' weet ze. Zij krijgt het ook niet over haar lippen om tegen een patiënt te zeggen: 'Hoor eens, dood gaat u toch. Of u zich nou wel of niet laat behandelen.'

Geen therapie meer voor meneer Wessels

Recidief
4 oktober. 'En dan krijgen we nu meneer Wessels,' zegt dokter Liem. 'Het verloopt allemaal niet naar tevredenheid. Wessels blijft aanvallen houden. De vraag is of dit komt door de hersenmetastasen of de medicatie.' De arts hangt de röntgenfoto op. Hij zucht: 'Recidief. Wessels is sinds een jaar bekend met een kleincellig bronchuscarcinoom en uitzaaiingen in de hersenen. Daarvoor kreeg hij CDE-kuren. Drie maanden na de laatste kuur ontwikkelde hij een recidief. Hij heeft last van plotseling schuddende ledematen. Hij valt zo nu en dan weg. En kan zich later van die aanvallen niets meer herinneren. Wessels krijgt tweedelijns chemotherapie. Onlangs kreeg hij zijn vierde carboplatin-kuur. En nu is er progressie. Laten we eerst maar eens naar hem kijken.'

Wessels en zijn vrouw komen de spreekkamer binnen. Hij eet een boterham met smeerkaas. Zijn mond is vol. De smeerkaas loopt tussen zijn vingers. Hij groet dokter Liem en mij olijk. 'Toe nou, Jan,' zegt zijn vrouw berispend. Maar ze moet ook een beetje lachen.

Wessels moest zo lang wachten, dat hij er honger van heeft gekregen. Dokter Liem glimlacht. Dan vraagt hij of de patiënt zijn boterham even weg kan leggen. Dan kunnen ze even praten.

Wessels zegt dat hij geen aanvallen meer heeft gehad.

Dokter Liem vraagt Wessels zich uit te kleden. Dan kan hij naar de longen luisteren. Hij vraagt aan mevrouw hoe zij vindt dat het gaat.

'Ik weet het niet,' zegt ze aarzelend. Ze wijst naar haar hoofd: 'Hij is zo... Begrijpt u wel?' De arts knikt. Ze vertelt dat haar man 'rare dingen' doet. 'Hij belt allerlei mensen op om van alles te vragen. Hij heeft de kapper gebeld om te vragen of die kon komen om zijn haar te knippen. En die is gekomen!' Zaterdag hadden ze een feestje en moesten ze zich mooi aankleden. Wessels had zo'n strikje gekocht in een winkel in het dorp. 'Hij kreeg dat niet goed om. Hij heeft naar de winkel gebeld om te vragen hoe het moest. Ze zijn gekomen om het voor te doen.'

Wessels haalt zijn schouders op: 'Dat is toch normaal?'

'Hij krijgt het wel voor elkaar,' zegt zijn vrouw. Er klinkt bewondering in haar stem.

'Met charme bereik je heel wat,' zegt dokter Liem.

Wessels is gefixeerd op de tijd, gaat mevrouw verder. Ze begrijpt het niet goed. Hij zegt dat 'de tijd te hard gaat' of zoiets. Ze heeft de klokken omgedraaid, in de hoop dat hij wat rustiger wordt. Maar dat helpt niet.

De longarts staat naast Wessels en neemt zijn pols op. De patiënt kijkt van zijn linker- naar zijn rechterpols.

'De ene kant loopt veel harder dan de andere,' zegt hij dan.

'Bedoelt u de tijd?' vraagt dokter Liem.

'Precies ja. Heel raar.'

De arts zegt geruststellend 'dat links wel vaker sneller gaat.' Hij legt zijn stethoscoop om zijn nek en wast zijn handen. Dan gaat hij achter de tafel zitten. 'Ik zal maar met de deur in huis vallen,' zegt hij. 'De tumor is ondanks de kuur groter geworden.'

Wessels staat naast de onderzoektafel. Hij prutst aan zijn overhemdknoopjes.

Mevrouw zit tegenover de arts. Ze toont een heel andere reactie dan het jaar daarvoor, toen ze te horen kreeg dat haar man kanker had. Hij lag weken op de verpleegafdeling voor onderzoek en de behandeling. Zijn vrouw haalde op felle wijze uit naar iedereen die bij de behandeling en verzorging van haar man betrokken was. Niets deugde toen. Nu trekt ze bleek weg, maar ze blijft rustig zitten.

Liem zegt dat er twee mogelijkheden zijn: 'Of we wachten rustig af. Of we proberen een andere kuur.'

Wessels zucht. Hij is zo blij dat de kuren zijn afgelopen. Hij had daar 'schoon genoeg van'.

Mevrouw is verbaasd dat de kanker zo snel is teruggekomen. Vorige keer was alles nog goed.

'Dat is het vervelende bij deze soort kanker,' knikt de arts. 'Dit soort groeit ontzettend snel.'

'Als we niets doen, groeit hij dan zo door?' vraagt ze.

'Ja, mevrouw,' zegt de arts zacht. 'Dan groeit hij zo door.'

'En dan...?'

Liem zegt dat hij verwacht dat Wessels nog zo'n twee maanden zal leven.'

'Dan moeten we het doen,' zegt ze resoluut. 'Jan, kom nou eens even hier zitten. Luister nu.'

'Ik ben die kuren zo zat', zegt hij.

'Maar als er niets gebeurt, groeit de tumor door,' legt zijn vrouw uit.

'Meneer Wessels moet zelf beslissen,' zegt dokter Liem. 'Maar als hij de kuur wil, moet er vandaag mee worden begonnen. Het is belangrijk geen tijd te verliezen.'

Wessels vraagt of de kuur niet een week kan worden uitgesteld.

'Waarvoor?' vraagt zijn vrouw. 'Als het moet, kan het beter nu.'

De arts stelt voor om met twee kuren te beginnen en daarna te beslissen of ze ermee doorgaan. Dan kijken ze hoe de tumor op de chemotherapie reageert. Liem kijkt vragend naar het echtpaar Wessels.

'Kom Jan, we gaan even wat eten en dan komen we hier terug voor de therapie,' beslist mevrouw.

'Als het moet, dan moet het,' dreint Wessels.

'Nu begrijp ik wat de dokter bedoelde'
3 november. Wessels ligt op een brancard in een kamertje. Hij ziet er slecht uit. Zijn gezicht is opgeblazen. Mevrouw staat naast de brancard. Ik vraag hoe het gaat. Hij schudt zijn hoofd. Niet zo best. Hij gaat achteruit.

Haar man heeft een kuur gehad, vertelt mevrouw Wessels. Vorige week waren ze natuurlijk erg benieuwd of de kuur was aangeslagen. Daar hing immers vanaf of ze door zouden gaan. Dokter Liem was er niet. Ze kwamen bij Heller terecht. Die vertelde niet wat er was te zien op de foto's. Hij zei alleen dat Wessels een bloedtransfusie moest hebben. Het echtpaar heeft uren moeten wachten in de gang, omdat er nergens een bed vrij was. Uiteindelijk kwam Wessels in de vrouwenkliniek terecht.

Heller beloofde langs te komen, maar kwam niet. Mevrouw staart naar de grond. Ze zijn er de rest van de week overstuur van geweest. 'Heller kijkt je niet aan als je met hem praat,' zegt ze. Dat vindt ze vervelend. Ze zijn met veel dingen bezig en hebben aandacht nodig. Zij heeft dokter Liem gebeld en gevraagd of ze voortaan bij hem mogen komen. Dat was goed. Al moet ze drie uur wachten, als ze maar bij dokter Liem mag komen.

De kuren hebben haar man zieker gemaakt. Hij wil geen kuur meer. Hij zegt 'liever nog twee maanden zo te leven, dan een halfjaar met chemotherapie'. Hij is nu weer hersteld. Hij kan weer voetbal kijken en met haar praten.

'Ik zie het zo,' zegt Wessels. 'Iedere dag die ik nog heb, pak ik.'

Mevrouw vertelt dat ze veel praten. Op een manier waarop ze nog nooit met elkaar hebben gepraat. Hij is erg lief voor haar. Ze kijkt naar haar man en dan naar mij.

Ze heeft zich erbij neergelegd dat het afgelopen is. Toen dokter Liem zei dat de keus was of nog twee maanden zonder chemotherapie of een nieuwe chemokuur, drong tot haar door hoe erg de situatie is.

'Wist u het eerst niet?' vraag ik.

Ze weet niet hoe ze het moet uitleggen. Ze wist het wel en ze wist het niet. Toen haar man ziek werd, lag hij op de verpleegafdeling. Ze moesten in een kamertje komen om met de dokter te praten. Die zei dat Wessels longkanker had en een uitzaaiing in zijn hoofd. Hij zou niet meer beter worden. Maar toen begonnen ze te praten over chemotherapie. Zij dacht alleen maar: gelukkig, er is iets aan te doen. Daar hield ze zich aan vast. Het drong gewoon niet tot haar door. Later dacht ze: hij wordt weer beter, anders doen ze toch niet al die moeite voor hem? Haar man knapte op. Het ging goed. Zij 'zat vol hoop'. Ze dacht dat het allemaal weer in orde kwam. Maar op de dag dat dokter Liem zei dat de tumor was teruggekomen, begreep ze opeens hoe het zat.

Wessels heeft het altijd al geweten, zegt hij. 'Maar zij wilde er niet aan.'

'Het klinkt misschien raar,' zegt ze. 'Maar we praten nu gewoon over doodgaan. We bespreken wat beter is: cremeren of een begrafenis. We proberen zo veel mogelijk dingen te regelen.'

Wessels vraagt hoeveel mensen er op de polikliniek werken. Hij is volgende week jarig en wil dan trakteren. De meisjes uit de infuuskamer en van achter de balie, dokter Liem en jij. Verder niemand.

Ze willen er een leuke dag van maken, zegt mevrouw. De kinderen en kleinkinderen komen allemaal. Ze heeft een rijsttafel besteld bij de Chinees. Daar houdt haar man zo van. Ze hoopt dat hij die nog kan eten.

Er is veel tussen hen veranderd, zegt ze. Hij was de sterke man en deed alles. Hij regelde alles voor haar. Ook op financieel gebied. Nu moet ze het overnemen. Dat vindt hij moeilijk.

Wessels wil geen kuur meer

Dokter Liem komt de kamer binnen. Hij vraagt hoe het met Wessels gaat. 'Niet zo best,' zegt deze en krabbelt moeizaam overeind. Hij laat wat pijnlijke plekjes op zijn arm en been zien. Dokter Liem kijkt naar de plekjes en frutselt er wat aan. Mevrouw Wessels zegt niet te begrijpen waarom haar man na de bloedtransfusie naar huis is gestuurd. Liem heeft gehoord dat ze lang in de gang hebben moeten wachten, zegt hij. Dat vindt hij 'erg vervelend'.

'En dan zo naar huis met antibiotica voor die witte bloedcellen,' gaat ze verder.

De longarts legt uit dat de antibiotica tegen een infectie zijn. Hij zegt dat de witte bloedcellen nog niet voldoende zijn hersteld. Daarom kan er nog geen tweede kuur worden gegeven. Zowel meneer als mevrouw Wessels proberen hem te onderbreken. De vraag is of er wel moet worden doorgegaan met kuren, begrijpt hij het echtpaar.

Mevrouw Wessels heft haar armen in de lucht: 'U ziet hem dokter. Waar zijn we mee bezig? U heeft zelf gezegd: we moeten de voor- en nadelen afwegen. Hij wil geen nieuwe kuur meer.'

Dokter Liem kijkt zijn patiënt aan.

'Ik word er alleen maar zieker van, dokter,' zegt deze. 'Het hoeft voor mij niet meer.'

'Hij zegt liever nog twee maanden zó, zoals we het nu hebben, dan langer met een chemokuur,' vult zijn vrouw aan.

'Dat is duidelijk,' knikt dokter Liem. Hij stelt voor dat ze over een week terugkomen voor een foto en controle van het bloed. En dan praten ze er nog eens over. Wessels krijgt 'een week rust'. In die tijd kan hij over de behandeling nadenken. De longarts geeft het echtpaar een hand.

Mevrouw Wessels trekt aan zijn arm. Ze wil hem nog wat vragen, zegt ze. Ze loopt met de arts mee naar de gang. 'Dokter,' zegt ze, 'ik wil graag weten hoe dit verder gaat.' Liem begrijpt dat. Hij ziet haar man sterk achteruitgaan. Mevrouw wil weten wat er gaat gebeuren. Ze schrikt vaak zo als er iets met haar man gebeurt. Ze wil weten wat ze moet doen. Of de arts kan zeggen hoe het verder zal gaan.

Haar man zal hard achteruitgaan, voorspelt de longarts. Daar moet ze zich op voorbereiden. Misschien krijgt hij nog eens zo'n aanval. Daar moet ze niet te bang voor zijn. Dat moet ze 'gewoon laten gebeuren'. 'Het kan snel afgelopen zijn,' waarschuwt hij haar.

Zij rekent erop dat ze de feestdagen nog met z'n allen kunnen doorbrengen. Dokter Liem kijkt bedenkelijk. De feestdagen vindt hij nog erg ver weg. 'Hij is binnenkort jarig,' probeert ze verder. Daar willen ze nog een gezellige dag van maken. De longarts knikt: dat lukt vast wel.

Zij vraagt of hij veel pijn zal hebben. Of hij zal lijden? De arts denkt van niet.

'Zal hij zo, hups, ineens, weg zijn?'
'Dat vermoed ik wel.'

Ze heeft zich erbij neergelegd dat hij doodgaat. Ze hebben het nu heel goed samen. Ze bespreken alles. Ze praten over zijn dood.

De arts vindt dat 'heel goed'. Hij raadt haar aan om dingen die ze willen regelen, nu te regelen. De arts wenst haar sterkte.

Tegen mij zegt mevrouw dat ze hem 'natuurlijk langer bij zich wil houden'. Toen hij een recidief kreeg, wilde ze dat hij zich liet behandelen. Maar nu hij 'zo is', dringt ze niet meer aan. Het zou egoïstisch zijn om hem die kuur op te dringen. 'Het is zijn beslissing. Hij moet het besluit nemen.'

Deel 4 Afscheid

De waarheid zeggen

Meneer De Jager zet door
Grote Visite, 5 september. 'Sinds twee weken ligt hier meneer De Jager, een man uit 1946 met een kleincellig bronchuscarcinoom uitgaande van de rechteronderkwab met uitzaaiingen in het mediastinum,' presenteert zaalarts Leo Maas. 'De Jager heeft eerstelijns chemotherapie, CDE, ondergaan. Op 17 juni kreeg hij zijn laatste kuur. Twee maanden later kreeg hij opnieuw pijnklachten. Er bleek sprake te zijn van progressie. De tumor in de longen is toegenomen en op de CT-scan is een uitzaaiing in de hersenen zichtbaar. De Jager is opgenomen voor tweedelijns chemotherapie. Sinds vorige week klaagt hij over krachtverlies in zijn benen. De neuroloog is in consult geroepen.'

Supervisor dokter Zorgdrager vindt dat de neuroloog snel moet komen. Hij vermoedt een uitzaaiing in de rugwervels. 'Een dwarslaesie is natuurlijk verschrikkelijk. Stel je voor dat je in de laatste maanden van je leven invalide en incontinent bent. Dan lever je een hoge kwaliteit van leven in.'

Grote Visite, 12 september. 'Meneer De Jager, een man uit 1946,' vat Maas samen uit de medische status. Deze week is duidelijk geworden dat er sprake is van multipele metastasen in de wervelkolom, naast de al eerder geconstateerde hersenmetastasen. De uitval in zijn benen is niet verbeterd. Maas moet in bed blijven in verband met een partiële dwarslaesie. De neuroloog komt over een week weer langs. De patiënt wordt bestraald op de hersenen en wervelkolom. 'We hanteren nu nog een "optimaal beleid". Dus geen niet-reanimerenbeleid, in verband met de chemotherapie die net is gestart. Daarvan moet het resultaat worden afgewacht.'

Grote Visite, 19 september. 'Meneer De Jager ontwikkelde kort na opname een partiële dwarslaesie en is onmiddellijk bestraald,' presenteert dokter Maas. Vanwege een 'daling van de bloedcellen' is de tweede chemokuur uitgesteld. De Jager is 'neurologisch opgeknapt'. Hij kan met hulp staan. Maar lopen gaat niet.

De fysiotherapeute vindt dat De Jager 'duidelijk vooruitgaat'. Meer kan in een week niet worden verwacht.

'De Jager moet verder mobiliseren,' knikt de zaalarts. 'En er moet worden gedacht over naar huis gaan.'

De supervisor vraagt of de patiënt 'het eindstadium wat mobilisatie betreft' heeft bereikt. Volgens de fysiotherapeute 'nog lang niet'. 'Klinisch revalideren' is het meest zinvol.

Sanne Wolfensperger, de maatschappelijk werkster, vraagt naar de thuissituatie.

'De Jager is net verhuisd naar een kleiner huis,' zegt de zaalarts.

Wolfensperger vraagt naar de prognose. Die is slecht. 'Hoe slecht?' vraagt de maatschappelijk werkster.

'Meneer krijgt chemotherapie,' zegt de supervisor. 'Hij kan best in remissie raken. Over de prognose is moeilijk wat te zeggen. Het kan maanden of jaren duren. Maar het kan ook plotseling slechter gaan.'

De maatschappelijk werkster zegt met de familie te gaan praten over 'naar huis gaan'. Als dat niet kan, is een verpleeghuis een mogelijkheid, brengt een verpleegkundige in. Wolfensperger vindt de prognose van meneer relevant. 'Als hij nu voor het laatst naar huis kan, moeten we ons best doen om dat voor elkaar te krijgen.'

Grote Visite, 30 oktober. 'Zijn er nog nieuwe gezichtspunten bij meneer De Jager?' vraagt de supervisor. 'Hij ligt hier al weken.' Meneer De Jager is een zogenoemde 'lange ligger'.

'De Jager is erg moe de laatste dagen,' zegt de fysiotherapeute. 'Maar hij wil doorgaan met revalideren.'

De supervisor vindt dat ze de patiënt 'niet te veel achter de broek moeten zitten'. De Jager is in het laatste stadium van longkanker. Wat hij wil mag. Meer hoeft niet.

'De Jager wil naar een revalidatiecentrum,' zegt de fysiotherapeute.

'Natuurlijk,' zegt de supervisor, 'hij hoopt dat ze hem daar beter kunnen maken. Maar hij hoort daar natuurlijk niet. Hij hoort in een verpleeghuis.'

'De Jager zegt dit soort dingen, omdat hij zijn prognose niet kent,' denkt de zaalarts.

De supervisor snapt wel dat De Jager wil revalideren, maar dat dat natuurlijk niet kan worden ingewilligd.

De zaalarts zucht: 'Hoe leg je hem dat uit?'

'Met een beetje toedekken,' adviseert de supervisor. 'Zo van: in het verpleeghuis komt de fysiotherapie ook langs.'

'Als meneer De Jager weet dat hij nog maar een paar maanden te leven heeft,' zegt de verpleegkundige Theo, 'wil hij misschien wel naar huis.'

Zo denkt de zaalarts er ook over: 'Zeg hem de waarheid. Dat is een grote klap, maar daarna krabbelt hij wel weer op. Want op deze manier houden we hem voor de gek.'

De fysiotherapeute denkt dat De Jager wat revalideren betreft zijn grens heeft bereikt.

'Zo moet het hem worden verteld,' knikt Zorgdrager. 'We moeten zoiets zeggen als: We zijn al zo blij dat u zover bent gekomen als u nu bent. Beter krijgen we u niet meer.'

Strijdend ten onder

Grote Visite, 11 december. 'Meneer De Jager is langdurig bij ons opgenomen,' presenteert zaalarts Marianne Loman. 'De laatste kuur van De Jager is een week uitgesteld, omdat zijn bloed niet in orde was en hij koorts had. Dit is de vijfde kuur.' Er kunnen maximaal twaalf kuren worden gegeven.

'Getverdemme,' bromt dokter Bron en kijkt op zijn lijst. Hij vindt dat ze 'de situatie nu maar eens goed met de patiënt moeten bespreken'. Want hij ziet het 'niet meer zitten'.

'De neuroloog vindt het beeld onveranderd,' vertelt de zaalarts.

Bron bladert door de status. 'Ondanks chemotherapie geen verandering,' zucht hij. 'Afwijkingen in het sputum en temperatuurverhoging. Als het beenmerg zo reageert, ben je op de grens belandt. Dit is hopeloos.'

'Meneer wacht op een verpleeghuis,' zegt de verpleegkundige.

De supervisor vraagt aan de maatschappelijk werkster of De Jager het mentaal nog aan kan.

'Áls hij maar naar het verpleeghuis kan. Áls hij maar in dat zwembad terechtkomt,' zucht deze.

'De Jager verweert zich door perspectieven te zien,' zegt Bron.

'Dat zal hij blijven doen,' zegt de maatschappelijk werkster. Tegen de supervisor: 'Diederik, je zegt dat het met de patiënt moet worden besproken. Doe je dat ook?'

'Nou ja,' zegt deze. 'Eerst moet de medische situatie worden geobjectiveerd. Dan is duidelijk of de tumor is teruggekomen. Als dat het geval is, moet met de therapie worden gestopt. De Jager wil strijdend ten onder gaan. Geestelijk is dat tot daaraan toe, maar hij moet het ook fysiek aankunnen.'

De maatschappelijk werkster zegt dat De Jager de illusie heeft geschapen dat het in de toekomst allemaal beter zal gaan. Hij moet door deze fase heen om beter te worden. Zijn vrouw ziet dat ook zo. Ze investeren samen in de toekomst.

Bron wil met de oncologen overleggen of het niet bij vijf of zes kuren moet blijven. Dat zal moeilijk zijn voor de patiënt, want hij weet dat er twaalf kuren kunnen worden gegeven.

Door de behandeling krijgt De Jager 'uitstel van executie', vindt de maatschappelijk werkster. 'Hij blijft dan de obsessie houden beter te worden.' Volgens haar is het voor hem 'beter te verkroppen' als hij hoort dat zijn lichaam het niet meer pikt.

Bron vindt dat ze 'met goede argumenten moeten komen'. Maar op dit moment hoeft er nog niets, want De Jager is nog bezig met de kuur.

'De Jager is een voorbeeld waarbij het misging'

28 september. Verpleegkundige Mirjam vindt De Jager een voorbeeld van een patiënt met wie vermeden is over de dood te praten. 'Hij hoopte op genezing. En die werd door zijn omgeving niet tegengesproken. Zo werd het steeds moeilijker om die hoop te doorbreken. Er werd maandenlang tijdens de Grote Visite besproken dat De Jagers voorstelling van zaken 'volstrekt irreëel' was.'

'De artsen hebben geprobeerd met hem te praten. Maar erg duidelijk was dat niet. Dokter Zorgdrager zei bijvoorbeeld dat De Jager niet moest verwachten dat hij vooruit zou gaan. Af en toe in een rolstoel door de gang rijden was het maximaal haalbare. Zorgdrager zei niets over doodgaan. Uiteindelijk heeft dokter Bron dat wel gedaan.'

Mirjam vindt dat artsen patiënten tekort doen door niet te zeggen waar het op staat. 'Als patiënten de waarheid horen, kan er een last van hen afvallen. Als iemand weet dat hij doodgaat, krijgt hij de ruimte zich voor te bereiden op het afscheid. De Jager was na zijn slechtnieuwsgesprek een andere man,' zegt Mirjam. 'Hij nam het bericht rustig tot zich.' Mirjam heeft daarna veel met hem gepraat. 'Eigenlijk wist hij het wel, zei hij. Hij probeerde zich groot te houden voor zijn vrouw. Hij aanvaardde dat het vechten was afgelopen. Zijn laatste dagen wilde hij thuis doorbrengen om de dingen te doen die hij nog wilde doen.'

'Het moest een keer worden gezegd,' mompel ik.

'Nee,' schudt de verpleegkundige. 'Het moet juist vaker worden gezegd. Het probleem is dat er op dit soort gesprekken niet wordt teruggekomen. De volgende dag komt de dokter weer aan het bed en doet alsof er niets aan de hand is. Er wordt gevraagd hoe het gaat. Goed? Fijn. Dan is het weer klaar.

'Iedereen verwerkt de naderende dood op zijn eigen wijze. Veel mensen dachten dat De Jager een irreële voorstelling van zaken had,' zegt Mirjam. 'Maar in werkelijkheid verzweeg hij dat hij het eigenlijk wel wist. En zijn vrouw ook. Iedereen draaide om de hete brij heen. Ook de artsen. Over dit soort situaties zouden afspraken moeten worden gemaakt,' vindt de verpleegkundige. 'Er zou eens per week goed met de patiënt moeten worden gepraat. En dan niet alleen over medische zaken.' Mirjam denkt dat het de artsen niet meer tijd kost. 'Als je iedere week een kwartiertje met de patiënt en familie praat, komen er tussendoor geen telefoontjes. Dat bespaart tijd.'

'Praten over de dood is geen prettig onderwerp. Dit wordt uit de weg gegaan,' zegt Mirjam. 'In het ziekenhuis worden patiënten behandeld. Daar past doodgaan niet in.' Mirjams man is verpleeghuisarts. 'In het verpleeghuis gaat het anders toe. Daar nemen ze tijd voor praten over de naderende dood. Verpleeghuisartsen zien dat als onderdeel van hun werk.' Mirjam denkt dat dit ook voor huisartsen geldt. 'In het ziekenhuis hangt het erg van de patiënt af hoe de gesprekken verlopen. Het initiatief wordt bij de patiënt gelaten.'

'Er wordt aan patiënten in het ziekenhuis te veel hoop gegeven,' vindt Mirjam. 'Vanaf het begin zijn artsen niet duidelijk.' De verpleegkundige vraagt zich af of het eerlijk is om een patiënt een behandeling aan te bieden en te zeggen dat daarmee het leven wordt gerekt, en daar dan geen indicatie van een termijn bij te geven. 'Hebben patiënten dan een eerlijke keus?'

Mirjam heeft er vaak moeite mee als patiënten chemotherapie wordt aangeboden. Moet dat nu nog, denkt ze dan. Maar ze is geen arts. Dus ze overziet het niet altijd goed. Laatst heeft ze dat nog ervaren. Bij Bokjes. Zo'n 'iel klein mannetje' die na elke kuur weer in een dip op de verpleegafdeling kwam. Mirjam vond echt dat hem 'wat werd aangedaan' door hem chemotherapie te geven. Op een gegeven moment zag ze Bokjes bij de röntgenafdeling zitten. Hij vertelde dat het heel goed ging. Dat hij een heel fijne zomer had gehad. Toen dacht ze: misschien is het toch goed geweest.

'Verpleegkundigen denken altijd vrij snel veel van patiënten te weten,' geeft ze toe. Op de verpleegafdeling zien verpleegkundigen patiënten alleen als het heel slecht gaat, in periode van 'zeeziekte'. Als ze beter zijn, verdwijnen ze uit het zicht. De artsen op de polikliniek zien de patiënten regelmatiger en hebben dus een beter globaal beeld. Aan de andere kant zien artsen patiënten vaak kort en 'meer op papier en foto's'.

'Ze spraken ons nooit tegen'

3 oktober. Jantien Mulder komt alleen de spreekkamer binnen. Ze neemt tegenover dokter Liem plaats. Haar vader wil niet meer naar het ziekenhuis komen, zegt ze. Ze heeft geprobeerd hem mee te krijgen, maar hij wil echt niet meer. Hij wil eigenlijk niets meer. Jantien Mulder heeft een aantal vragen en daarom is zij gekomen. Haar toon is zakelijk, maar niet onvriendelijk.

'U bent op vakantie geweest,' zegt ze tegen dokter Liem. 'In uw afwezigheid is er van alles gebeurd. Mijn vader raakte helemaal in de war. Hij waande zich op de meest vreemde plaatsen en was onhoudbaar geworden. Hij is opgenomen in het ziekenhuis en bleek hersenmetastasen te hebben. Ze hebben hem dexametason gegeven en bestraald.'

Dokter Liem knikt. Hij heeft het van de neuroloog gehoord.

Haar vader reageerde goed op de bestraling, gaat Jantien Mulder verder. 'Hij knapte zienderogen op. Thuis kreeg hij weer zin in dingen en was vrolijk. Hij heeft een goede tijd gehad.' Toen begonnen ze stil te hopen dat het toch nog goed zou komen. Ze trekt haar wenkbrauwen omhoog. Maar nu, nog geen twee maanden later, is hij helemaal in elkaar gestort. Haar ogen worden vochtig.

Ze slikt: 'In de wandelgangen zijn dingen gezegd. We hebben enkele keren met de zaalarts van de afdeling Neurologie gepraat. Eerst zei deze dat het niet goed was. En later zeiden de artsen en verpleegkundigen dat het beter ging.' Toen haar vader opknapte, kregen ze hoop. Dat hebben ze ook tegen de artsen en verpleegkundigen gezegd. En niemand sprak dat tegen. 'Ze lieten ons dat zeggen. Daardoor dachten wij dat hij een toekomst had.'

Iedereen in het ziekenhuis heeft het druk. Jantien Mulder heeft daar begrip voor. Op haar werk heeft ze 'het ook erg druk'. Hier is ze voor de artsen en verpleegkundigen de-dochter-van-meneer-Mulder. Maar voor haar is hij geen 'geval'. Hij is haar vader. Ze wil weten wat ze verder kan verwachten.

Dokter Liem legt uit dat haar vader erge last had van zijn schouder. 'Daarmee kwam hij in het ziekenhuis. De vraag was of dit kwam omdat de tumor was doorgegroeid of doordat het een uitzaaiing was. Dat laatste was het geval: het was een uitzaaiing. Er zijn toen geen aangetaste lymfeklieren gevonden. Dat betekende dat de tumor via het bloed was uitgezaaid. Dat maakte de prognose slechter.' Dokter Liem stopt even met praten en kijkt de dochter van Mulder aan. 'Daarna heeft uw vader hersenmetastasen gekregen. Dat maakt zijn prognose nog slechter. Het komt erop neer dat de tijd die hij nog heeft kort is.'

'Kort,' herhaalt ze.

'U moet denken in maanden, zo niet weken,' zegt dokter Liem zacht.

De tranen lopen over haar wangen. Uit haar tas haalt ze een zakdoekje en veegt ze weg. 'Hè,' zegt ze dan. 'Dat was nou niet bedoeling.' Ze kijkt verdrietig naar dokter Liem. 'Hij had zo gehoopt...' zegt ze dan.

'Het spijt me.'

'Het is niet anders,' zegt ze flink.

'Het klinkt hard wat ik zeg. Maar u kunt het beter weten. Dat is ook beter voor uw vader.'

Ze knikt heftig. 'Dit is tenminste duidelijke taal,' zegt ze. 'Daarom kom ik hier.'

'Het betekent,' zegt de longarts, 'dat als er dingen moeten worden geregeld, die nu moeten worden geregeld. Ik denk dat het ook goed is om te weten wat uw vader nog van het ziekenhuis kan verwachten. Dat is eerlijk gezegd bitter weinig. Ik denk dat uw vader in deze fase het beste thuis kan zijn en niet tussen allerlei witte jassen in het ziekenhuis. Als we op dit moment maar iets voor uw vader zouden kunnen betekenen, dan zouden we dat natuurlijk doen. Maar dat is niet zo. Hij kan nu beter thuis zijn. En daar vertroeteld worden. De huisarts kan precies hetzelfde doen als wij, zo niet beter. Hij zal proberen de tijd die uw vader nog heeft, zo prettig mogelijk te maken.'

Jantien Mulder zegt blij te zijn te weten hoe 'de vlag erbij staat'. Dat 'eromheen gedraai' vindt ze moeilijk. Ze begrijpt het wel, maar hen levert het niets op. 'Wat is het snel gegaan,' verwondert ze zich dan. Nog geen jaar geleden keken ze naar de scan waarop dokter Liem liet zien wat er aan de hand was. Zij zal dat moment nooit vergeten. Ze kijkt naar de grond. 'Maar goed,' mompelt ze, 'een auto-ongeluk gaat nog sneller.' De longarts glimlacht.

Hun gezinnetje is maar klein, mompelt ze. Ze heeft alleen een moeder, broer en oude oma. Dat is alles. Ze slaat haar hand voor haar mond: 'Sorry, dokter, dat is voor u helemaal niet van belang om te weten.'

Dokter Liem zegt dat hij de huisarts van dit gesprek op de hoogte zal stellen. Jantien Mulder staat op. 'Dank u wel,' zegt ze als ze de arts een hand geeft.

'Heel veel sterkte,' zegt deze.

'Tot ziens,' zegt ze als ze de kamer uit loopt. 'O, nee,' verbetert ze zichzelf. 'Ik kom niet meer terug. Helemaal niet tot ziens.'

'Moet ik het nu wéér vertellen?'

Dokter Liem ziet op tegen het volgende consult. Hij bladert door de status. Knoopt zijn witte jas dicht. Trommelt met zijn vingers op het formica-tafelblad. Drinkt het laatste restje koffie uit z'n bekertje en gooit het in de prullenbak.

'Deze mensen zijn diep teleurgesteld,' zegt hij dan met een zucht. 'Meneer Aalders heeft chemotherapie gehad. Na een tijdje kreeg hij uitzaaiingen in de hersenen. Daarvoor wordt hij bestraald. Het bericht dat de tumor was teruggekomen, sloeg in als een bom. Het was een enorme teleurstelling. Ze begrijpen niet hoe dat kan. Vorige week zijn ze geweest voor een gesprek.' Liem heeft ze rustig de situatie proberen uit te leggen. 'Ze waren erg overstuur. Het was een hele toestand.' Liem heeft ze daarom vandaag laten terugkomen.

Aalders vertelt dat het goed gaat. Maar ze hebben 'een brandende vraag'. 'Als de kanker nu weer terugkomt,' Aalders schuift op zijn stoel heen en weer. Hij haalt diep adem, en begint nog eens. 'Dokter, als het nu weer terugkomt, kan ik dan weer worden bestraald?' Hij kauwt op de kauwgom in zijn mond. Het zweet staat op zijn voorhoofd.

Liem legt uit dat dat 'het moeilijke is' met deze tumor. Als die terugkomt, kan Aalders niet opnieuw op zijn hoofd worden bestraald.

'O God,' zegt mevrouw Aalders. Het klinkt als een wanhoopskreet. Dan is het stil.

'We hadden van u begrepen dat het wel kon,' zegt Aalders. 'Eerst zou ik tien keer worden bestraald en dan weer tien keer.'

'Als de kanker op een andere plek terugkomt, kan er wel worden bestraald. Maar niet op dezelfde plaats.'

'Zo hebben we het wel begrepen,' zegt Aalders. 'Eerst tien keer. Dan zouden we zien. En dan kon ik weer tien keer worden bestraald.'

'Het kan zijn dat de afdeling Radiotherapie een nieuw programma heeft wat ik niet ken,' zegt Liem. 'U kunt dat bij de arts daar vragen.'

'Wij hebben het zo begrepen,' zegt de man opnieuw.

'Het is een moeilijke vraag die u stelt,' zegt Liem dan. 'Maar ik moet u zeggen dat het antwoord op uw vraag "nee" is. Op dezelfde plek is bestraling uitgesloten. Als de tumor zich ergens anders openbaart, moeten we bekijken wat we kunnen doen. Maar hoe vaker de tumor terugkomt, hoe moeilijker het wordt om u te behandelen.'

'Pff...' doet Liem als het echtpaar de kamer heeft verlaten. Dit vindt hij nu zulke moeilijke situaties. Wat moet hij tegen dit soort mensen zeggen? Vlak voor de bestraling heeft hij verteld dat de levensverwachting van meneer gering was. Toen moest het echtpaar erg huilen. Moet Liem het slechte nieuws dan weer vertellen? Het echtpaar zag er weer wat beter uit. 'Moet ik dan hun leven vergallen door opnieuw eerlijk te zijn? Door opnieuw dingen te zeggen die ik al heb gezegd?' Liem vindt dat echt een heel groot dilemma.

'Aalders had kunnen doorvragen,' merk ik op. 'Hij had kunnen vragen wat zijn prognose was.'

Dat vindt dokter Liem ook. Hij vertelt een of twee keer wat er aan de hand is, en als mensen dan nog meer willen weten, kunnen ze dat vragen. Hij laat het aan hen over.

Ik vraag of hij het moeilijk vindt om slecht nieuws te brengen. Voor hem zelf niet, zegt hij. 'Mensen horen te weten hoe het zit.' Hij vindt het moeilijk voor hen. Wat richt hij met zijn woorden aan? Dat is zijn probleem.

Mevrouw Gruter wordt weer beter
10 oktober. Mevrouw Gruter heeft haar hoofd op tafel gelegd en huilt met grote uithalen. 'Ooo,' klinkt het. 'Hoe is dit nu gekomen? Hoe kan dit?' Haar man heeft zijn arm om haar heen geslagen. Zijn bril ligt op tafel. Hun dochter staat achter haar moeder en houdt haar stevig vast.

Liem kijkt hulpeloos naar het tafereel dat zich voor zijn ogen afspeelt. 'Ik kan mij voorstellen dat dit bericht hard aankomt,' probeert hij het gesprek weer op te pakken. Het wanhopige gehuil houdt aan. 'Stil maar, mam,' zegt de dochter. Ze kijkt de longarts verontschuldigend aan. Hij lijkt iets te willen zeggen. Maar pakt dan zijn pen en begint in het dossier te schrijven. 'Diagnose: kleincellig bronchuscarcinoom met uitzaaiingen in de lever. Patiënte uitvoerig ingelicht over de voor- en nadelen omtrent de therapie. Zij heeft toegestemd in een behandeling met chemotherapie, CDE.' Liem kijkt af en toe schichtig naar mevrouw Gruter.

'Hoe kan dit? Hoe heb ik dit gekregen?' huilt zij met grote uithalen.

'Het is heel vervelend,' mompelt Liem.

'Ik heb altijd hard gewerkt. Ik heb zeven kinderen opgevoed. Ik heb toch niets gedaan?'

Enkele weken later hangt Liem de röntgenfoto's op de lichtbak: 'Ik zal u laten zien wat er is gebeurd.' Meneer en mevrouw Gruter gaan naast hem staan. Ze houden elkaars hand stevig vast.

'Kijk,' wijst Liem. 'Dit is de foto die voor de behandeling is gemaakt. Er zit hier een grote tumor. Hiernaast heb ik de foto van vandaag gehangen. Dan kunt u het verschil zien.'

'O,' zegt mevrouw Gruter. 'Hij is bijna weg!'

'Ja,' glimlacht Liem. 'De tumor is flink afgenomen. Er is weinig meer te zien. De behandeling is goed aangeslagen.'

'Ooo,' begint mevrouw Gruter te huilen. 'Wat geweldig. Zie je? Het is bijna niet meer te zien.' Haar man omhelst haar. 'O, dokter,' zucht ze, 'wat ben ik blij.'

'Dit is inderdaad een heel mooi resultaat, na drie kuren,' knikt de arts.

15 december. 'Geweldig,' zegt Liem en klapt in zijn handen. Zijn stem klinkt blij. 'Complete remissie.'

'Mevrouw Gruter?' vraag ik.

'Ja,' knikt de longarts. 'Ik zal haar dat vertellen.'

'Ook wel eens prettig om een goed bericht te kunnen vertellen, hè?' vraag ik.

'Zeker,' knikt hij en loopt met ferme passen naar de wachtkamer.

'Hoe gaat het?' vraagt Liem even later aan zijn patiënte.

'Zo,' zegt mevrouw Gruter terwijl ze haar duim opsteekt. Ze straalt. Ze kan weer alles doen. Ze doet het hele huishouden weer. Ze kan ook weer fietsen. Haar man knikt.

'Mooi,' zegt dokter Liem. 'Ik heb goed nieuws voor u.' Hij loopt naar de lichtbak toe waarop de foto's hangen. Mevrouw Gruter heeft haar laatste kuur gehad. Nu moet de stand van zaken worden opgemaakt. Liem heeft de foto's van voor de behandeling, tijdens de behandeling en van vandaag. Hij laat zien dat de tumor snel is afgenomen en nu... 'Tja,' hij buigt zich naar voren. 'Er is hier nog een beetje tekening te zien. Maar ik zie dat omdat ik u ken. Als ik niet beter zou weten, dan zou ik het niet zien.'

'Ik ben weer beter,' huilt de vrouw en ze leunt tegen haar man aan. 'Ik ben weer helemaal beter. Ik heb zo gehoopt.'

'Nou,' zegt Liem. 'We moeten nu afwachten wat er vérder gebeurt.' Na het leggen van klemtoon houdt hij even op met praten. 'Maar inderdaad, op dit moment ziet het er goed uit.'

De daaropvolgende controles verlopen identiek. Mevrouw Gruter steekt iedere keer haar duim op als de arts vraagt hoe het gaat. Als hij zegt dat de situatie 'onveranderd' en 'stabiel' is, lopen de tranen over haar wangen. 'Van geluk,' zegt ze. Aan het eind van ieder consult vraagt ze op stellige toon: 'Ik ben weer helemaal beter, hè dokter?' De eerste paar keer schuifelt dokter Liem wat ongemakkelijk heen en weer. Later reageert hij nauwelijks.

In de wachtkamer maak ik regelmatig een praatje met het echtpaar Gruter. 'Die dokter,' zegt mevrouw dan altijd hoofdschuddend tegen me. 'Die dokter is echt zó!' met haar duim in de lucht. 'Ik wil hem wel om de hals vliegen, zo gelukkig maakt hij mij.'

15 juni. Mevrouw Gruter begint tijdens het consult weer te vertellen hoe goed het gaat. Het gezicht van dokter Liem staat echter ernstig.

'De foto's heb ik opgehangen,' onderbreekt hij zijn patiënte rustig maar beslist. Ze schrikt van zijn toon. 'Ik ben bang dat de tumor weer de kop opsteekt,' zegt hij dan. 'Kijk, dit is de foto van de vorige controle en dit is de foto van vandaag.' Er is heel duidelijk een vage witte vlek te zien.

Mevrouw Gruter slaat haar handen voor haar gezicht en begint te trillen. Langzaam raakt ze steeds meer overstuur. Ook haar man huilt.

'Heel vervelend, heel vervelend,' zegt de longarts verschillende keren. 'We moeten met elkaar bespreken wat we nu doen,' zegt hij dan na enige minuten. 'Ik denk dat u zo snel mogelijk opnieuw chemotherapie moet krijgen.' Het echtpaar knikt. 'Het liefst zo dadelijk nog.' Ze knikken opnieuw. 'Wilt u dat?' Weer een instemmend geknik.

Dokter Liem pakt de aanvraagformulieren voor cytostatica en begint deze in te vullen.

1 juli. Meneer en mevrouw Gruter staan hand in hand voor de lichtbak. De eerste kuur is achter de rug. Liem laat op de nieuwe foto zien dat de tumor kleiner is geworden.

'O,' zucht mevrouw Gruter. 'Hij is kleiner geworden! Ik zie het!'

'De chemokuur is aangeslagen,' zegt dokter Liem. In zijn stem klinkt opluchting. Mevrouw Gruter laat haar tranen de vrije loop.

'Het is een mooi resultaat,' zegt de longarts.

De tumor neemt gedurende de tweedelijns chemotherapie af. De geschiedenis herhaalt zich. Ieder consult vertelt mevrouw Gruter hoe goed het gaat. Wat ze allemaal alweer kan doen in het huishouden. Ze huilt als de arts zegt tevreden te zijn.

'O dokter,' zegt ze dan. 'Ik ben zo blij.' Ze kijkt vol bewondering naar de arts. 'Ik word weer beter. Hoor je dat?' zegt ze tegen haar man. 'Ik word weer beter. De dokter maakt mij weer beter.' Gruter knikt dan ontroerd.

5 september. Mevrouw Gruter zegt aan het eind van het consult: 'Ik heb nog wel een vraag, dokter.' De longarts kijkt haar aan. 'Dokter, helpt u me weer als het niet goed gaat?'

'We zullen dan opnieuw de situatie moeten bekijken,' antwoordt Liem verrast. 'Er zijn wel mogelijkheden. Al zal het moeilijker worden. Het feit dat de tumor is teruggekomen, maakt het moeilijker om u te behandelen.'

'Dus u helpt me weer?' vraagt mevrouw Gruter hoopvol.

'Ik heb nog wel wat achter de hand,' knikt de arts.

'O,' zegt ze. 'Ik dacht steeds: als dokter Liem me maar weer helpt. Hoor je dat?' zegt ze terwijl ze naar haar man kijkt. 'Hij helpt me weer!'

Gruter mompelt dan tegen Liem: 'Het is nu weg. Maar voor hoe lang? De vorige keer was het ook weg. Het kwam toch terug.'

'Dat is de vraag,' zegt Liem, terwijl hij zijn handen iets opheft. 'Dat zal moeten worden afgewacht.'

'Het komt dus terug,' zegt haar man op vragende toon binnensmonds.

'Ja,' knikt de arts.

'Steeds weer?'

'Steeds weer.'

'Tot...'

'Totdat ik niets meer kan doen.'

'Totdat het is afgelopen?'

'Ja.'

'Hoor je dat? Dokter Liem helpt me weer! Ik ben zo gelukkig!'

Na dit consult is dokter Liem toe aan een kopje koffie. In de koffiekamer schenkt hij de plastic bekertjes vol. Ik begin over meneer Gruter. De arts zegt opgelucht te zijn dat Gruter begrijpt hoe het zit. Ik vraag me af of mevrouw Gruter het ook weet. Nu wel, denkt de arts. Hij probeerde steeds uit te leggen wat er aan de hand was. Maar daar kreeg hij weinig ruimte voor. Dus heeft hij het maar wat gelaten. Het heeft weinig zin om te proberen door zoveel weerstand heen te breken.

'Mevrouw Gruter zei vandaag dat ze weer beter werd,' zeg ik. 'Maar tegelijkertijd wilde ze weten of ze geholpen zou worden als het weer mis zou gaan. Dat is dubbel.'

Volgens Liem is dat wel vaker zo. In het begin vond hij dat heel moeilijk. De arts geeft een voorbeeld: een man met longkanker die al verschillende keren was behandeld. Liem had hem uitgebreid verteld dat hij niet lang meer had te gaan. De volgende dag zat die meneer 'vrolijk in bed'. Liem maakte daaruit op dat de patiënt het niet had begrepen. De arts heeft opnieuw met hem gepraat.

Een tijdje later werd deze man weer opgenomen. Hij vertelde over een reis die hij wilde maken. Heel opgewekt. Opnieuw vroeg Liem zich af of hij wel duidelijk was geweest. Hij legde weer alles uit. De patiënt onderbrak zijn betoog: 'Dokter, ze hebben dit verteld toen ik ziek werd. Toen de kanker terugkwam nog eens. En nu is het al de derde keer dat u me dit vertelt. Ik weet het. Geef me gewoon die chemo en laat me verder met rust.'

Het vertrouwde ziekenhuis

Naar de polikliniek blijven komen
Nadat Wessels in oktober met zijn tweedelijns chemotherapie is gestopt, blijft hij de polikliniek Longoncologie bezoeken. Hij eet op zijn verjaardag in november met zijn familie rijsttafel. Hij brengt met hen de kerstdagen door. Z'n kleinkinderen komen in de krokusvakantie logeren. Met Pasen komt zijn broer uit Australië over.

Iedere zes weken komt Wessels op een brancard naar de polikliniek. Daar wacht hij geduldig in een klein kamertje tot de longartsen komt. Tot die tijd praten hij en z'n vrouw met verpleegkundigen en medepatiënten. Wessels vindt het 'mooi' naar het ziekenhuis te komen. Daar kan hij zichzelf zijn. Hij praat nauwelijks over zijn ziekte. Met Mark van Rossum, zijn favoriete verpleegkundige, maakt hij cynische grapjes over zijn dood. Het bezoek thuis waardeert die humor niet.

Zijn vrouw praat met iedereen over de verzorging van haar man. Zij noemt de polikliniek 'een vertrouwde omgeving'. Ze bespreekt liever haar vragen en problemen met dokter Liem dan met de huisarts.

Tussen de huisarts en haar 'botert het niet goed'. Naar haar eigen zeggen heeft hij de klachten van haar man onderschat en hem veel te laat naar het ziekenhuis gestuurd. Als haar man eerder bij Liem was gekomen, zou de tumor misschien nog niet zijn uitgezaaid, denkt ze. De huisdokter heeft nauwelijks meer van zich laten horen nadat Wessels in de Ruysdaelkliniek onder behandeling kwam. In het begin is hij een keer komen praten. Toen zei hij dat ze er rekening mee moesten houden dat het niet langer dan een jaar zou duren. Mevrouw Wessels heeft hier geen goed woord voor over. 'Zo hard en plompverloren zeg je zoiets niet.'

In het ziekenhuis kregen ze een ander verhaal te horen. Daar konden ze nog wel wat voor haar man doen. De huisarts is niet zo'n voorstander van chemotherapie, weet ze. Geef haar maar dokter Liem. 'Dat is een veel "echtere" dokter. Die is zo rustig. Die kijkt je aan als je met hem praat. Die geeft altijd antwoord op je vragen.'

Liem zegt verschillende keren tegen het echtpaar dat het wel erg omslachtig is iedere keer met de ambulance naar het ziekenhuis te komen. De huisarts kan in deze fase meer voor hen betekenen dan het ziekenhuis. Maar als ze willen, mogen ze van Liem naar het ziekenhuis blijven komen. Ze zijn daar welkom.

10 november. Mevrouw Wessels heeft veel vragen. Haar man wordt iedere dag minder. Ze weet niet wat haar man te wachten staat. Toen hij die aanvallen had en zo raar deed, bleek hij uitzaaiingen in z'n hoofd te hebben. Dat bleek bij de ziekte te horen. Maar mevrouw wist dat niet. Die aanvallen zijn achter de rug. Maar ze blijft met die angst zitten. Wat zal er nu gaan gebeuren? Hoe gaat de ziekte verder? Afgelopen vrijdag hoestte haar man een zwart stolsel op. Is dat normaal? Zij wil op die vragen antwoord hebben.

Enige tijd later laat dokter Liem zich ontvallen dat mevrouw Wessels een paar keer per week belt. Soms zelfs dagelijks. Hij praat kort met haar. Meestal is ze daarna gerustgesteld. In het weekend heeft de arts vrij en is hij niet bereikbaar. Spoedig blijkt dat ik dan regelmatig 'dienst' voor de familie Wessels heb. Zondagochtend, het liefst rond een uur of negen, gaat de telefoon.

15 februari. De eerste keer meldt mevrouw Wessels zich als volgt: 'Moet je horen wat er nu is gebeurd.' Haar man was erg benauwd. De huisarts had op vrijdag gezegd dat ze op de lippen van haar man moest letten. Als die blauw werden, moest ze bellen. Dat was het teken dat hij zuurstof nodig had. 'Ik lig 's nachts boven te slapen. Dan kan ik toch niet zien of zijn lippen blauw zijn? Ik kan toch niet 24 uur per dag naar z'n lippen kijken?' Ze wil Liem bellen om te vragen hoe ze dit moet aanpakken. In het ziekenhuis zeggen ze dat hij vrij was. Ze overweegt hem thuis te bellen.

'Nou, dat weet ik niet...' begin ik.

'... maar toen dacht ik,' gaat ze verder, 'laat ik eerst Anne-Mei eens bellen. Dan kan ik met haar bespreken wat het beste is.'

28 februari. Als ik een week later de spreekkamer van Liem binnenloop, legt hij z'n pen neer als hij me ziet.

'Goedemorgen,' zeg ik.

'Goedemorgen,' zegt hij op zijn beurt. 'Ik sprak gisteren mevrouw Wessels,' zegt hij en is even stil.

O God, denk ik. Heb ik iets verkeerds gezegd? Ik heb hem helemaal niet verteld over onze telefoongesprekken. Wat zou hij daarvan vinden?

'Zo,' begint de arts dan opnieuw. Er verschijnt een glimlach rond z'n lippen. 'Ik heb gehoord dat we een gezamenlijke zorgtaak op ons hebben genomen. En dat jij ervoor zorgt dat ik de weekenden toch nog een beetje vrij heb.'

Wessels overlijdt uiteindelijk, tegen de voorspelling van de arts in, dat hij de kerstdagen niet zou halen, na Pinksteren.

Hechten en afscheid nemen

'Het komt vaker voor dat in het ziekenhuis uitbehandelde patiënten naar de polikliniek blijven komen,' vertelt verpleegkundige Mark. 'Ze vinden dat prettig. Het geeft ze een gevoel van veiligheid. En ze vinden het leuk om iedereen weer zien. Ze hebben een hele geschiedenis in het ziekenhuis doorgemaakt. Goede en slechte tijden.'

Het raakt Mark soms als patiënten doodgaan. Hij probeert het zo veel mogelijk van zich af te zetten. Maar dat lukt niet altijd. Toen René Hartog bijvoorbeeld doodging, vond hij dat verschrikkelijk. Hij had een goed contact met René en zijn vrouw.

Verpleegkundigen moeten professioneel zijn. Maar soms zijn ze meer betrokken dan ze zouden willen. Daar ontkom je volgens Mark niet aan. In zijn werk komt hij veel mensen tegen. Met sommigen zou hij privé 'een pilsje hebben gepakt'. Als die mensen overlijden, raakt hem dat. Hij noemt een aantal namen van patiënten die van hem 'niet dood mochten gaan'.

Van sommige partners van patiënten neemt hij bewust afscheid. Meestal gaat hij naar de condoléance om 'het namens de afdeling af te sluiten'. Dat is goed voor de familie, voor de afdeling en voor hemzelf. Met een enkele partner houdt hij contact. Daarmee belt hij weleens. Maar na een tijdje verwatert dat.

Artsen hebben over het algemeen een ander contact met patiënten. Volgens Mark gaan ze zelden naar een begrafenis. Er is wel verschil tussen artsen. Dorien Meulman en Ilona Racz zijn anders dan de meeste longartsen. Zij hebben een intensiever contact met mensen. Zij tonen meer gevoel en emotie. Er zijn patiënten die heel bewust kiezen voor deze artsen, omdat ze hun verhaal beter kwijt kunnen.

'Dorien Meulman durft zich kwetsbaar op te stellen,' vindt Mark. Toen René Hartog afscheid nam, hebben hij en Dorien samen zitten huilen. Liem, Veerman en Heller zijn klassiekere dokters. Patiënten ervaren dat niet als vervelend. Mark weet dat ze over Liem, die 'nogal afstandelijk is', erg zijn te spreken. De verpleegkundige denkt dat artsen afstand houden, omdat ze anders hun werk niet volhouden. Ze vermijden daarom emoties. Mark vindt dat emoties bij zijn werk horen. Als hij die niet meer zou hebben en tonen, is het volgens hem 'een slecht teken'.

Meneer Fresco gaat naar huis

20 november. Op een eenpersoonskamer op de verpleegafdeling ligt de 47-jarige Fresco. Hij is twee avonden eerder opgenomen met 'ernstige verwardheidsklachten'. Fresco is onrustig en spookt 's nachts met zijn pakje shag over de ziekenhuisgangen, op zoek naar een rookplek. Overdag loopt hij steeds weg. Hij kan nog geen kwartier rustig zitten. De verpleegkundigen hebben hun handen vol aan hem. Sanne Wolfensperger, de maatschappelijk werkster, wordt in consult geroepen. Zij brengt een groot deel van de ochtend met Fresco door.

Fresco krijgt tweedelijns chemotherapie. Hij is bezig met zijn derde kuur. Tijdens de Grote Visite blijkt dat er sprake is van enorme progressie van de tumor. Zijn verwardheid wordt veroorzaakt door hersenmetastasen.

'Deze man is uitbehandeld,' zegt dokter Bron. Volgens hem is het een kwestie van weken en waarschijnlijk van dagen. Bestralen zou nog een optie kunnen zijn.

22 november, 's middags. De huisarts van Fresco meldt zich bij de zaalarts. Dokter Van Zoomeren heeft via zijn assistente gehoord over de hersenmetastasen van Fresco. Hij wil weten hoeveel er zijn en hoe groot ze zijn. En waar ze precies zitten. De huisarts vindt dat 'er haast mee moet worden gemaakt' om Fresco naar huis te laten gaan. Anders is het te laat. Bestralen vindt de huisarts een slecht idee. 'Deze man zit qua intelligentie al op een laag niveau. Als hij ook nog wordt bestraald, eindigt hij als een imbeciel. Hij moet rustig kunnen inslapen. Bij voorkeur thuis.'

Na het gesprek met de zaalarts zoekt Van Zoomeren zijn patiënt. Fresco is echter aan de wandel. Van Zoomeren schrijft een briefje en laat dit op het bed van zijn patiënt achter: 'Groeten van je huisarts.'

In de hal tussen de plantenbakken zit Fresco met zijn gezicht in zijn handen. De huisarts knielt even bij hem en legt zijn arm om zijn schouder. Als ik later aan Fresco vraag wat de huisarts zei, zegt hij: 'Dat ik snel naar huis mag.'

24 november, 's middags. Er vindt een gesprek plaats waarbij Fresco, zijn verloofde en haar dochter aanwezig zijn, evenals zijn broer en zus, dokter Veerman, verpleegkundige Alexandra en Sanne Wolfensperger. Veerman vertelt dat de kanker ondanks de chemotherapie doorgroeit. Dat ze in het ziekenhuis niets meer voor Fresco kunnen doen. Dat het een aflopende zaak is.

Dit bericht komt bij de verloofde hard aan. Ze barst in snikken uit. 'Dokter, kunt u echt niets meer doen?'

Veerman schudt beslist zijn hoofd. Ze hebben echt alles gedaan wat mogelijk was.

De zus van Fresco zegt venijnig tegen de verloofde dat zij wel wist dat het niet goed was. 'Alleen jij wilt het niet zien. Als jij iets niet leuk vindt, doe je gewoon je ogen dicht.'

Veerman begint over naar huis gaan. Het hangt van de familie af of Fresco naar huis kan. De zus zegt dat ze 'haar moeder zaliger' heeft beloofd om voor haar broertje te zorgen. De dokter kan er op rekenen dat zij zich voor honderd procent zal inzetten. De verloofde heeft grote bezwaren. Omdat ze een uitkering heeft, mag ze niet bij Fresco slapen. Met de bus naar zijn huis is het meer dan een uur reizen. Ze weet niet hoe het 's nachts met Fresco moet. Ze hebben maar recht op zes weken intensieve thuiszorg.

Veerman verlaat op een gegeven moment de kamer. Fresco staat op. Hij wil nu echt naar huis. Er moet nog van alles worden geregeld. De verpleegkundige is druk bezig met het regelen van thuiszorg. Ik breng de huilende verloofde en haar dochter naar het kamertje van de secretaresse. Daar ontaardt het huilen in een scheldpartij op de familie Fresco. Het zijn 'aasgieren' die uit zijn op zijn bedrijf. De broer vertrekt, omdat hij aan het werk moet. De zus gaat in haar keurige jas in de gang zitten wachten tot ze gaan.

Fresco strompelt over de gang en weet niet goed naar wie hij toe moet gaan. Hij zoekt zijn vriendin op en ziet haar huilen. 'Wat is er toch?' vraagt hij niet-begrijpend. 'Niets, niets,' zegt zij. Uiteindelijk loopt hij naar zijn zus in de hal en gaat naast haar zitten. Sanne Wolfensperger houdt hen gezelschap. Ze belooft over een week bij Fresco thuis op bezoek te komen.

1 december. De maatschappelijke werkster en ik gaan op huisbezoek bij Fresco. Zijn verloofde en haar dochter zitten met witte schortjes voor, aan tafel koper te poetsen. De verloofde ziet er moe uit. We krijgen een kopje thee. Fresco is nog verwarder dan de week ervoor. Hij draait shagjes, maar alles valt uit zijn handen. Hij herkent ons nauwelijks.

Overdag suft hij. 's Nachts dwaalt hij door het huis. Hij zet de muziek dan keihard aan en wil het liefst in de auto gaan rijden. Gisteravond heeft zijn broer hem wat rondgereden. Fresco heeft gezegd dat 'als hij een pistool had, hij zich door het hoofd zou knallen'.

De bel gaat. De huisarts komt binnen. Hij luistert naar de longen van Fresco. Eén long zit helemaal dicht. Van Zoomeren laat mij de huidmetastasen op de rug van de patiënt zien. Op de gang zegt hij dat Fresco ieder moment kan doodgaan. Hij vraagt hoe lang ik hem blijf volgen. Ik vraag of ik eens met hem mag komen praten. Natuurlijk. Ik kan hem bellen.

Later die middag heeft Fresco een helder moment. Er lopen dikke tranen over zijn wangen. Hij vindt het erg dat hij doodgaat. En hij heeft pijn.

Fresco moet naar de polikliniek

8 december. Fresco verschijnt op de polikliniek. Hij heeft nauwelijks in de gaten waar hij is. Hij is meer dood dan levend. De medepatiënten in de wachtkamer zijn diep onder de indruk van dit tafereel. Dokter Heller roept de patiënt onmiddellijk in de spreekkamer.

Heller is door zijn collega Veerman vóór het spreekuur op de hoogte gesteld. 'Het probleem is dat de familie zo gehecht is aan het ziekenhuis. Je hoeft hem niet meer te onderzoeken, niets meer te doen, alleen even naar hem te kijken en met hem te praten. Het is een wonder dat deze man nog leeft.'

Met moeite duwt de verloofde Fresco in de rolstoel de spreekkamer in. Hij valt bijna uit de stoel. Heller probeert contact te krijgen: 'Dag, meneer Fresco. Hoe gaat het?' zegt hij hard tegen de man. Geen respons. De verloofde zegt dat ze graag naar het ziekenhuis wilde komen, omdat ze daar patiënten ook 'van binnen bekijken'. Ze vertelt over de afgelopen week. Vanmorgen is Fresco uit zijn bed gevallen. Alles gaat veel moeizamer. Ze is bang dat hij in de kelder zal vallen. Verleden week heeft hij daar zijn behoeften gedaan. Gisteren plaste hij in de vensterbank. Ze is de hele dag bezig met de verzorging.

'Hoe zien de foto's eruit, dokter?' vraagt ze dan.

'Mevrouw, uw vriend gaat achteruit,' antwoordt de longarts. De verloofde vertelt dat ze afgelopen dinsdag met Fresco naar de horecabeurs is geweest. Hij was een compleet ander mens. Zo vriendelijk tegen iedereen. Een grapje hier en daar. Echt, hij was daar zo goed. Hij wilde niet meer naar huis. Als de dokter hem daar had gezien, had hij dit niet gezegd.

'Waarom geeft u hem geen nieuwe kuur?' herhaalt ze steeds. Ze heeft een adres van een vertegenwoordiger gekregen. Daar kunnen patiënten naartoe als ze elders niet meer kunnen worden geholpen. Ze laat het briefje zien. Of dat dan niets is? De arts zegt dat ze er heen kan bellen, maar hij denkt dat ze niets kunnen doen.

Heller belt Sanne Wolfensperger. Er moet thuiszorg bij Fresco komen, want de situatie is onhoudbaar. De verloofde sputtert tegen. Ze wil de zes weken thuiszorg waar ze recht op heeft, bewaren voor 'als het echt niet meer gaat'. De arts zegt dat die tijd nu is aangebroken. Dat hij denkt dat Fresco die zes weken waarschijnlijk niet meer zal vol maken.

De verloofde moet huilen. Ze wist dat het einde zou komen, maar niet dat dit zo snel zou gaan. Ze had zelf gedacht dat Fresco nog wel een jaar zou leven. Ze vraagt of ze nog terugkomen in het ziekenhuis. De arts zegt dat de huisarts de zorg beter kan overnemen. Ze denkt dat de huisarts minder kan doen, zegt ze. 'Die kijkt alleen maar aan de buitenkant en niet aan de binnenkant. Die heeft geen röntgenfoto's en kuren.'

'Zuster,' zegt Fresco dan tegen mij. Hij doet z'n ogen open. 'Bent u hierna ook vrij?'

De huisarts

10 januari. Het is kwart over vijf. De deur van de wachtkamer zwaait open. Ik krijg een krachtige hand van dokter Van Zoomeren. Met zijn andere hand wijst hij richting de gang. 'Komt u mee?' Ik loop achter hem aan naar de spreekkamer.

De broer van Fresco, Giovanni, is al lang patiënt van Van Zoomeren. Het is een horecafamilie. Pizza's. Giovanni is 'de stier van de familie'. Die knalt overal doorheen. Zijn oudere broer Fresco is zachtaardig. Die heeft de pizzeria van pa geërfd. De huisarts heeft veel 'zitten kletsen' met Giovanni. Hij kwam hier vanwege een hoge bloeddruk en omdat hij problemen met zijn broer had. Van Zoomeren heeft hem wat laten praten en gezegd dat 'er twee kanten aan de zaak zitten'.

Op een gegeven moment vroeg Giovanni of Van Zoomeren zijn broer wilde helpen. Die werd wat in de steek gelaten door zijn eigen huisarts. Van Zoomeren is 'erin gestapt' zonder te weten dat Fresco een terminale patiënt was.

Het eerste contact was enkele maanden geleden. Fresco hoestte bloed op. Van Zoomeren is naar zijn huis gegaan en hoorde dat hij een paar chemokuren achter de rug had. Het ging allemaal 'gewéldig'. Hij had allerlei plannen. De huisarts heeft naar zijn longen geluisterd. Een heel stuk deed het niet meer. 'Duidelijk een terminale zaak.'

Van Zoomeren had wel wat informatie van de vorige huisarts gekregen, maar niet veel. Zo gaat dat. Zodra patiënten eenmaal in 'de tang van een academisch ziekenhuis' zijn, is de huisarts hen kwijt. Specialisten trekken de controles naar zich toe. Als huisarts heb je dan nauwelijks een rol.

Van Zoomeren is er pas 'ingesprongen' toen het met de cytostatica niet lukte. In een avonddienst is Fresco door een waarnemer naar het ziekenhuis gestuurd. Van Zoomeren heeft hem daar opgezocht. Hij wilde van de zaalarts weten wat ze met hem van plan waren. Hij wilde 'even zijn gezicht laten zien' en duidelijk maken 'waar we staan.' Het is hem overkomen dat tegen zo'n patiënt wordt gezegd dat 'de huisdokter wel even euthanasie zal doen.' Van Zoomeren lacht hard. Dat was een andere patiënt. Maar ook uit het Ruysdael. Dat heeft hij 'flink met ze uitgegeten'. Hij wil altijd weten 'hoe de kaarten liggen'. Om domweg een verlengstuk van een specialist te zijn, daar heeft hij te veel gevoel voor eigenwaarde voor.

Van Zoomeren vond dat Fresco zo snel mogelijk naar huis moest. 'Thuis overlijden is het beste. Mensen worden thuis verwekt, thuis geboren en moeten daar ook sterven.' Dat lukt meestal ook wel. In de praktijk van Van Zoomeren gaan er per jaar dertig, vijfendertig dood.

Fresco's verloofde wilde niet zien dat hij doodging. Dan raakte ze 'haar prooi' kwijt. Hoe langer hij zou leven, hoe beter ze het zou hebben. Zijn broer en zus dachten dat er van alles te erven viel. Maar Fresco had zijn levensverzekering beleend voor zijn verloofde. Hoe het precies zat, was lang onduidelijk. Daarom zaten Fresco's familie en verloofde naar elkaar te kijken 'als katten die hun prooi beloeren'. Fresco stond 'in zijn onnozelheid' tussen de partijen in. Van Zoomeren heeft geprobeerd hem naar een notaris te krijgen, voor 'wat rust in de tent'. Dat is niet gelukt. Stervenden voelen stress. En als er een gespannen sfeer hangt, leven ze weken langer, weet de huisarts.

Toch heeft hij Fresco 'rustig kunnen laten overlijden'. Hij heeft de MS Contin een beetje verhoogd. Daarna ging het snel. Fresco's ene long zat helemaal dicht en hij zakte voortdurend weg. Toch suggereerde de familie dat hij er nog voor driehonderd procent bij was. De kunst is om daar 'wat rustig doorheen te manoeuvreren'. Te zeggen: 'Ach jongen, het komt wel goed. Nog even doorbijten.' Van Zoomeren gaat minstens twee keer in de week naar een terminale patiënt.

Fresco is door zijn vriendin 'bijna dood naar de polikliniek gesleept'. Ze pakte ieder strohalmpje beet: 'We redden het wel, want we krijgen nieuwe cytostatica.' De huisarts kijkt peinzend uit het raam. 'Die jongens in het ziekenhuis moeten leren wat harder te zeggen dat er geen kans meer is op genezing. Het wordt soms wel gezegd, maar niet duidelijk genoeg. Het dringt dan niet tot patiënten door. Er moet bij herhaling over worden gepraat. Het klinkt heel aardig dat patiënten mogen blijven komen in het ziekenhuis,' zegt de huisarts, 'maar het blokkeert het sterven. Patiënten blijven dan gericht op medische mogelijkheden. Ze kunnen dan niet de dingen regelen die ze nog willen regelen.' Dat heeft de arts erop tegen.

Hij weet dat het moeilijk is over de dood te praten. Bij zijn eigen vader, oud-huisarts, heeft hij dat onlangs ervaren. Met de kerstdagen vroeg hij of zijn zoon zijn lever wilde voelen. Die was enorm. Van Zoomeren zei dat het er niet best uit zag: of metastasen of een primair levercarcinoom. In beide gevallen een aflopende zaak. Zijn vader kon dat bericht niet aan. Terwijl hijzelf 'bij wijze van spreken een heel dorp heeft zien doodgaan'. Van Zoomeren heeft het toen maar toegedekt. Een tijd later heeft hij zijn vader gezegd dat de lever weer was gegroeid. Daarna is hij snel overleden. Dat gebeurt vaker. Als patiënten horen dat het einde in zicht is, zijn ze binnen de kortste keren dood.

'Om de hete brij'

Van Zoomeren vindt 'die hele cytostaticaboel zeer dubieus'. 'Ze mollen de mensen in no time.' Sorry dat hij het zegt, maar ze moeten hem de patiënt nog demonstreren die een vijfjaarsoverleving heeft met levermetastasen en cytostatica krijgt. Hij is 25 jaar huisarts, maar heeft dat nog niet meegemaakt. Het is volgens de arts wel zinnig chemotherapie te geven zodat die kanker minder agressief wordt. 'Dat heeft wel zin. Maar dat het therapeutisch werkt, nog tien jaar leven? Vergeet het maar!' Van Zoomeren heeft ruzie gehad met de 'hoge heren oncologen van het Ruysdael' over de behandeling van slokdarmkanker. Daar zit geen vlies omheen, dus dat groeit altijd door alle weefsels heen. De patiënt overlijdt omdat de slokdarm niet meer functioneert. Hij kan dan niet meer eten en drinken. De patiënt 'sukkelt zo mooi naar het einde'.

'Er is een schitterende manier om te interveniëren,' zegt de arts. 'Gewoon een buis erdoorheen drukken. Dan kan de patiënt weer eten en drinken. Dan leeft hij een halfjaar langer. Maar de kanker groeit door. Er ontstaat ingroei in het zenuwstelsel, het ruggenmerg. Dat is een bar ongelukkig lijden.' In de ogen van Van Zoomeren heeft het niets meer te maken met goed voor mensen zorgen. Het heeft te maken met statistiek. De arts kan dan zeggen dat zijn patiënt twee maanden langer heeft geleefd. 'Ik ben een goede chirurg.' Dat vindt de huisarts 'niet menselijk'. Hij vindt dat dit in goed overleg met de patiënt moet gebeuren.

'Het kan dat de patiënt tijd nodig heeft. Bijvoorbeeld om een testament op te maken of dat de kinderen uit Australië moeten overkomen. Dat zijn belangrijke dingen. Dan kun je voorstellen een sonde in te brengen, zodat de patiënt wat extra tijd heeft om de dingen te doen die hij nog wil doen. Daarna kan hij zelf de sonde eruit trekken.'

'De patiënt moet wel weten wat er dan gebeurt. Hij zal snel verhongeren en verdorsten. Na twee dagen voelt hij geen honger meer. Dorst kan vervelend zijn. Maar door ijsklontjes in de mond te stoppen, valt het wel mee. Zo verzwakt de patiënt en gaat hij dood. Die vrijheid moet je de mens gunnen,' vindt Van Zoomeren. Maar dat 'ellendige overlevingsidee': als ik nu maar het juiste cytostaticum heb, daar ziet de huisarts niets in.

Van Zoomeren probeert zijn patiënten te emanciperen. Hij bespreekt de gesprekken in het ziekenhuis van tevoren. Hij waarschuwt de patiënten ervoor dat ze de helft van het gesprek niet zullen onthouden. 'Maak een lijstje met vragen. Sta erop dat ze worden beantwoord. Vraag waar de therapie op is gericht: genezing of levensverlenging?' De arts adviseert zijn patiënten rationeel te blijven denken.

Hij probeert ze ook mee te geven dat het leven 'een game' is. Fresco had zijn leven lang zestig sigaretten per dag gerookt. Het is bekend dat dat een risico met zich mee brengt. Bekijk het eerlijk, vindt de arts: 'Je hebt gespeeld en verloren.' Door zo'n houding kan voorkomen worden dat patiënten naar 'een Moermandokter gaan of Noorse elzenthee gaan drinken'.

Het aardige van zijn vak vindt Van Zoomeren dat hij patiënten leert kennen. Hij kan wel een dag over Fresco praten. Dat kan een specialist niet. Die kent 'de mens in zijn normale doen niet'. 'Die kent Fresco als een longcarcinoom met uitzaaiingen.' Een huisarts kijkt met andere ogen. Die denkt: waarom zit deze patiënt op dit moment met dit probleem en kan ik hem helpen?

Het vervelende is, vindt Van Zoomeren, dat hij wordt geblokkeerd in zijn poging te helpen. Door de artsen in het ziekenhuis en door patiënten. Patiënten hangen aan de specialist. Ze stellen ook niet de juiste vragen. Beide partijen draaien 'om de hete brij heen'. 'Specialisten wekken met hun woorden en handelingen de suggestie dat het in het ziekenhuis wel goed komt.'

Afscheid

Afscheid van meneer Dekker
17 december. Van Mark hoor ik dat Dekker op een brancard achter in de gang ligt. Toen de ambulancebroeders hem door de wachtkamer reden, was ik in de spreekkamer. Vera en Johan zitten naast hem. Als hij me ziet, begint hij te huilen. Met zijn handen vol eelt pakt hij mijn gezicht.

'Het is afgelopen. Het is uit. Het is over. Ik kan niet meer,' huilt hij. Hij dacht dat hij me nooit meer zou zien. Gisteren heeft hij tegen de kinderen gezegd dat ze me in het ziekenhuis moesten zoeken als ik niet op de polikliniek was.

'Ik wist dat u kwam. U weet toch dat ik kom als u in het ziekenhuis bent?' probeer ik hem te kalmeren.

Hij wist niet of hij nog wel naar het ziekenhuis zou kunnen komen, legt hij uit. Hij kan niet meer vechten. Hij heeft vreselijke pijnen. 's Nachts wordt hij wakker van de pijn. Ze moeten hem daar iets voor geven. Thuis ligt hij beneden in een speciaal bed. Hij kan de trap niet meer op. Zijn vrouw slaapt bij hem in de huiskamer. Ik pak zijn hand.

'We weten allemaal dat ik niet meer beter word,' zegt hij dan. 'Rietje en ik hebben alles geregeld. We hebben graven gekocht. En ik heb haar precies gezegd hoe ik de rouwdienst wil hebben.' Vera pakt zijn andere hand. Hij denkt dat de kuur weinig heeft gedaan. Hij wilde nog een keer naar het ziekenhuis om te horen hoe het met zijn bloed is.

Dokter Heller komt aanlopen. Hij heeft de papieren van Dekker in zijn hand. We rijden de brancard een spreekkamer binnen.

'Hoe gaat het?' vraagt dokter Heller.

'Niet goed,' antwoordt Dekker.

'Wat gaat er precies niet goed?' vraagt de arts.

'Alles gaat niet goed,' zegt Dekker.

De longarts knikt. 'We moeten kijken wat we doen met de kuur,' zegt hij dan. 'Op dit moment kunt u sowieso geen kuur krijgen. Uw bloed is niet goed.'

Dekker zegt het gevoel te hebben dat de kuur in het begin wel werkte, maar nu niet meer, want de pijn komt terug. Ook in zijn hoofd. 'Wilt u me daar alstublieft iets voor geven, dokter?'

'Voor ons hoeft hij die kuur niet meer te nemen, dokter,' zegt Vera. Haar stem klinkt nuchter en helder. 'Voor dat beetje rekken van zijn leven. Terwijl hij zo'n pijn heeft.'

Heller wil die beslissing 'over de feestdagen heen tillen'. Misschien is het bloed van Dekker dan wel goed. Ondertussen kan hij erover nadenken. De arts wil zo meteen een foto laten maken. Als Dekker dat tenminste wil.

'Liever niet,' zegt deze. 'Als het moet, dan mag het, maar liever niet.' Heller knikt. Hij schrijft iets voor tegen de pijn: MS Contin. Heller zegt dat Dekker na de feestdagen kan bellen voor een nieuwe afspraak.

'Dat je dit werk kunt doen,' zegt Dekker later tegen mij in de gang als hij wacht op de ambulance. Of ik het niet vreselijk vind om dagelijks met patiënten op te trekken. Hij zou het niet kunnen. Dan zegt hij voorzichtig niet te weten of hij nog naar het ziekenhuis komt.
  'Zal ik dan bij u komen?' vraag ik.
  'Zou je dat willen?' vraagt hij.
  'Als u niet hier kunt komen, wil ik graag bij u komen,' zeg ik. 'Maar alleen als het niet te druk is.' Want ik hoor hem zo vaak over bezoek. Hij vraagt wanneer ik kom. Ik beloof na het weekend te bellen. Dat is goed. Als de broeders van de ambulance hem komen halen, strijkt hij over mijn hand: 'Je bent altijd goed voor me geweest.'

20 december. Na het weekend bel ik mevrouw Dekker om een afspraak te maken. Ik krijg Vera aan de telefoon. Ze vertelt dat haar oom die ochtend is overleden. Dan pas dringt het tot me door dat Dekker afscheid van me nam. Nu heb ik hem nooit kunnen zeggen wat al die gesprekken en ontmoetingen voor mij hebben betekend, denk ik verdrietig.
  Mevrouw Dekker nodigt me uit om de volgende dag bij hen te komen. Ik neem het aanbod dankbaar aan. Het is vertrouwd en gezellig. We praten over het laatste jaar. Ik krijg foto's te zien. Met zijn vrouw neem ik afscheid van Dekker voor zijn kist in de bijkeuken. Ditmaal bewust.

'Dekkertje is er niet meer'
12 januari. Verpleegkundige Lotte vertelt dat Wiersema is opgenomen voor een bloedtransfusie. Ik ga hem onmiddellijk opzoeken. Ik schrik van zijn magere, bleke gezicht in de witte kussens. Naast zijn bed zitten twee co-assistenten die een infuus proberen in te brengen. De zaalarts loopt visite met een sleep co-assistenten en verpleegkundigen. Als ik wil weglopen, kijkt Wiersema juist op: 'Dag Anne-Meitje. Dekkertje is er niet meer.'
  'Ik weet het.'
  Wiersema heeft Dekker nog in het ziekenhuis gezien. Hij houdt zijn hoofd schuin om mij tussen de prikkende co-assistenten aan te kunnen kijken. 'Dekker zei dat het afgelopen was.' Wiersema's ogen worden nat. Ik heb een brok in mijn keel. Hij kon niet naar de begrafenis. Hij was te ziek. De co-assistent verlegt de arm van Wiersema. 'U bent moeilijk te prikken,' zegt hij, terwijl hij zich opnieuw over de patiënt heen buigt. De Grote Visite beweegt zich richting het bed van Wiersema.
  'Ik kom later terug,' beweeg ik met mijn lippen en zwaai.

Met de co-assistent die Wiersema moet opnemen, kom ik een uur later terug. De co-assistent gaat naast het bed zitten. Wiersema klopt op de rand van zijn bed.
  'Kom eens wat dichterbij,' zegt hij tegen mij. Ik ga op de dekens zitten. Hij vertelt over de afgelopen weken. Een stroom van woorden. Hij heeft nauwelijks meer gegeten. Niks smaakt meer. Daarom is hij zo afgevallen. Hij heeft de bestraling niet afgemaakt, omdat hij te ziek en te zwak was. Een

paar dagen geleden heeft hij alle pillen van de tafel gesmeten. Het waren er zoveel dat hij niet meer wist welke voor wat was. Hij had er zo genoeg van dat hij met alles is gestopt.

'Ik ben er kapot van dat Dekker is overleden,' herhaalt hij voortdurend verdrietig. De co-assistent stelt zijn vragen. 'Wanneer bent u ziek geworden? Wat zijn de klachten? Weet u wat er gaat gebeuren?'

'Moet ik dat nu allemaal weer vertellen?' vraagt Wiersema geïrriteerd. De co-assistent verontschuldigt zich: het hoort er nu eenmaal bij.

Wiersema vertelt over zijn werk. Hij is nog steeds niet afgekeurd. Ze willen hem nog niet kwijt. In maart zou hij een nieuwe lichting jongens opleiden. Dat zal nu niet gaan, denkt hij. Eerst moet hij opknappen. Daarna zal hij zeker weer aan het werk gaan. Hij vertelt over het leven dat hij tot voor een jaar leidde. Hoe sterk hij was. Hoe hij leefde voor zijn werk. Een man die altijd bezig was en veel at. Scheppen jus over de aardappels. Iemand die zijn bed haatte.

Als de co-assistent weg is, vertelt Wiersema hoe zwaar de afgelopen weken zijn geweest. Zijn stem trilt als hij zegt dat hij het bijna niet meer op kon brengen. Zijn ogen vliegen van de deur naar het raam heen en weer. 'Ik moet volhouden,' klinkt het verbeten.

Reanimatie

13 januari. De volgende morgen is de kamerdeur van Wiersema dicht. Er heeft een mislukte reanimatie plaatsgevonden, hoor ik iemand zeggen.

'Wie dan toch?' vraag ik geschrokken, steeds opnieuw, aan de voorbij rennende verpleegkundigen. Ik zoek de hele afdeling af naar Wiersema. Ik vind hem scheldend van angst in het dagverblijf. De verpleging heeft hem met bed en al tussen de plantenbakken geschoven.

Hij is razend op de overleden patiënte. Het was haar eigen schuld. De hele nacht heeft ze met haar buurvrouw liggen kletsen. Geen oog heeft hij dichtgedaan. Als ik eens wist hoe schandalig veel ze gisteravond had gegeten. Maar het doet hem allemaal niets, zegt hij. Het kan hem niets schelen. Vandaag gaat hij naar huis met of zonder toestemming van de dokter. In een ziekenhuis hoor je op te knappen. Hij wordt er alleen maar slechter van.

Grote Visite. 'Joop Wiersema, een man uit 1951,' begint dokter Bolhuis, de zaalarts. 'In februari vorig jaar kreeg hij een kleincellig bronchuscarcinoom uitgaande van de rechterbovenkwab met metastasen in het mediastinum en de lever. Hiervoor kreeg hij zesmaal cisplatinum met etoposide in trialverband. In november: hersenmetastasen. Hij kreeg hiervoor tweedelijns chemotherapie en werd bestraald. Meneer heeft de bestraling tussentijds afgebroken. Sinds de laatste kuur heeft hij koorts. Hij is nu opgenomen voor een bloedtransfusie. Als de koorts weg is, mag hij naar huis. Er is vandaag een bloedbeeld geprikt en een sputumkweek afgenomen. Hij is gestopt met zijn medicatie, omdat hij daar genoeg van had.'

Dokter Rutgers, de supervisor, vraagt waarom Wiersema zo opstandig is. 'Is hij boos of verdrietig?' Bolhuis zegt dat het Wiersema 'allerminst bevalt' dat de ene dokter dit zegt en de andere dokter dat. Rutgers denkt dat

Wiersema boos is, omdat hij weet dat hij doodgaat. Dat kan depressies veroorzaken. Dat reageert hij af op zijn omgeving.

Verpleegkundige Lotte vertelt dat Dekker is overleden. 'Met hem lag hij altijd op de kamer. Hij begon er direct over toen hij op de afdeling kwam.'

'Begrijpelijk,' knikt Rutgers.

De verpleegkundige vraagt of er een niet-reanimerenbeleid bij Wiersema moet worden afgesproken. Rutgers vindt dat 'moeilijk'. Lotte wil weten wat er moet worden gedaan als ze Wiersema met een hartstilstand vinden.

In principe vindt de longarts een niet-reanimerenbeleid 'op zijn plaats' bij een patiënt met een kleincellig bronchuscarcinoom met uitzaaiingen in de hersenen. 'Maar dat moet met de patiënt worden besproken. En dat kan in deze fase voor Wiersema traumatisch zijn. Patiënten vatten zo'n bericht vaak op als: zie je wel, ze doen niets meer', weet Rutgers. 'Als Wiersema nog hoop heeft, wordt hem deze daardoor ontnomen.'

De zaalarts vraagt zich af of zo'n beleid wel met de patiënt moet worden besproken. Het is een medische beslissing op medische gronden. 'Wat doe je als je 's nachts wordt gebeld, omdat een meneer met een kleincellig bronchuscarcinoom en hersenmetastasen niet goed is geworden?' vraagt hij zich hardop af. 'Dan loop je niet zo hard.'

'De oncologen denken er anders over,' weet Maarten Rutgers. 'Die vinden dat zolang er wordt behandeld, er ook moet worden gereanimeerd. Een niet-reanimerenbeslissing heeft een uitstralend effect. Er wordt vaak gedacht dat niet-reanimeren ook betekent dat er niet meer wordt behandeld. Het grootste probleem is "hoe het te verkopen aan de patiënt". De longarts gaat op het puntje van zijn stoel zitten. "Meneer, we doen alles. Alleen als u een hartstilstand krijgt, doen we even niets. We sturen u ook niet naar de Intensive Care. Maar voor de rest, doen we echt alles."'

Die middag zegt Wiersema tegen dokter Rutgers dat hij naar huis wil. Hoewel de arts hem liever in het ziekenhuis houdt, stemt hij toe.

De schaduw van Dekker

26 januari. Op de polikliniek, in zijn kleren, ziet Wiersema er minder kwetsbaar uit dan in een ziekenhuisbed. Als hij in de infuuskamer wordt geroepen, blijft mevrouw Wiersema bij me zitten. Ze vertelt nog steeds hoop te hebben. Ze denken niet meer in termen van 'beter worden', maar aan 'rekken en verlengen van het leven'. Nu begrijpt ze de tekst in rouwadvertenties 'hij heeft zijn strijd gestreden'. Haar man vindt het vreselijk als mensen zeggen dat hij moet doorzetten. Alsof hij dat niet doet.

Mevrouw Wiersema heeft mevrouw Dekker gesproken. Dat was confronterend. Mevrouw Dekker gaf allerlei goedbedoelde adviezen: 'Ik raad je aan om Joop thuis op te baren. Dat is zo mooi.' Aan dit soort raadgevingen is mevrouw Wiersema nog niet toe.

'Wiersema vond de ziekenhuisopname vreselijk,' vertelt ze. De reanimatie. De co-assistenten die hem probeerden te prikken. Dokter Liem kwam met een groep studenten aan zijn bed. De studenten moesten leren naar longen te luisteren. Wiersema durfde het verzoek van Liem niet te weigeren.

'Hij ligt bijna de hele dag in bed.' De uitslag van de foto's eerder deze week was redelijk. Er kwam volgens dokter Heller 'meer lucht bij'. Dat bericht deed Wiersema goed, zegt zijn vrouw. Toen hij thuiskwam, zei hij 'daar wel een karbonade op te lusten'. 'Die had hij al in geen vier weken meer gegeten.'

28 januari. Sandra Koster vertelt dat Wiersema en haar vader elkaar huilend in de armen vielen bij de röntgenafdeling. Het was de eerste keer dat ze elkaar zagen na het overlijden van Dekker. 'Nu hebben we alleen elkaar nog,' zeiden ze. Het is een grote klap dat juist Dekker, die iedereen er met zijn positieve instelling doorheen trok, het eerste moest afhaken.

Sandra heeft goed met dokter Liem gepraat. Ze begrijpt nu dat haar vader 'in het laatste stadium verkeert'. De longarts zei dat de kuren haar vader wat moeten opleveren. Het is aan hem om aan te geven of hij het de moeite waard vindt. Liem zal hierover binnenkort ook met Koster praten. Sandra is bang dat het voor hem een enorme klap zal zijn.

'Het is anders dan de vorige keer,' zegt Koster als ik naast hem zit in de wachtkamer. 'De vorige keer zei de dokter: "De tumor is weg".' Nu zegt hij: "De tumor is stabiel". Dat betekent dat hij er nog wel zit. Het vreemde is,' zegt Koster na een lange stilte, 'dat dokter Liem ook nu tevreden is.'

'Patiënten doen zich in het ziekenhuis vaak beter voor dan ze thuis zijn,' zegt dokter Liem in de spreekkamer. 'Neem nou meneer Koster. Die zegt altijd tegen mij dat het goed gaat. Niet misselijk. Niet ziek. En dan hoor ik van z'n dochter dat hij tot niks meer in staat is. Dat kan Koster toch gewoon tegen me zeggen?'

Tijdens een van de volgende controles zegt Koster tegen de longarts dat de kuren hem zwaar vallen. 'Als ik toch niet beter word, waarom zou ik dan doorgaan? Er is geen kruid tegen deze ziekte gewassen. Het lijkt wel een sluipmoordenaar.' Toch gaat Koster door met de kuur.

2 februari. Koster wordt met een 'dip' na chemotherapie opgenomen in het ziekenhuis. Hij gaat hard achteruit. Het grootste deel van de dag ligt hij te suffen in z'n bed. Hij luistert naar de Bolero. Sandra heeft het muziekstuk enkele keren achter elkaar op een cassettebandje opgenomen. Het is duidelijk dat Koster niet lang meer zal leven. Op een ochtend vindt een verpleegkundige hem dood in bed. Uit zijn koptelefoon klinkt hard Ravel.

Het adressenboekje van Bokjes

4 februari. Met mevrouw Bokjes ga ik afscheid nemen van Koster. Bokjes lag altijd met Koster op een kamer tijdens de eerstelijns chemotherapie. Bokjes wil niet naar het afscheid. Dat vindt hij te confronterend. We zitten met enkele kinderen van Koster om de tafel in de 'gewone' kamer op de boerderij. Een grote thermoskan koffie staat op het geruite tafelkleed. Een pakje shag gaat rond. De man van Sandra draait een shagje en geeft dan het pakje aan Sandra. Op haar beurt schuift ze het naar mij. Ik schud mijn hoofd.

'Dank je,' zeg ik en geef het pakje door. Sandra kijkt me aan: 'Wat goed dat je niet rookt,' zegt ze. Ik voel me opgelaten. In de 'nette kamer' ligt de aan longkanker overleden Koster. Zijn nabestaanden zitten rouwend en rokend bijeen. 'De sluipmoordenaar,' hoor ik de stem van Koster zeggen.

'Ze zeggen dat de kanker van pa door het roken is veroorzaakt,' zegt Sandra. Zij gelooft er niets van. Haar vader heeft zijn leven lang hard gewerkt. Keihard gewerkt. Hij heeft zich voor hen opgeofferd. Haar stem klinkt haast boos. Haar vader heeft kanker gekregen door de chemische middelen die hij op de planten spoot.

Dit komt me bekend voor. Wiersema en Dekker vonden ook dat hun ziekte niet door roken kwam. Dat was 'erg flauw' om te zeggen. Het harde werken en de luchtvervuiling hadden de kanker veroorzaakt.

De meest ingenieuze oorzaak werd echter genoemd door mevrouw Fisher-Rijn. Toen ze met nekklachten bij de dokter kwam, heeft hij geprobeerd de boel recht te zetten. Ze hoorde heel duidelijk 'een krak'. 'Er is toen iets kapotgegaan. Die krak is naar beneden gezakt. Zo is het in haar longen gekomen.' Dat was tien jaar geleden. Sindsdien hoest ze. Ik vraag of ze dit verhaal aan dokter Liem heeft verteld. Ze knikt. 'Maar die gelooft niet dat het daardoor komt. Dat is niet zo raar,' zegt ze ernstig. 'Hij was er niet bij toen het gebeurde.'

6 februari. Aan het eind van de ochtend haal ik mevrouw Bokjes op om naar de begrafenis van Koster te gaan. Bokjes komt net met de taxi uit het ziekenhuis. We drinken koffie in de tuin, terwijl mevrouw zich klaarmaakt voor de begrafenis.

'Vreemd eigenlijk,' zegt Bokjes. Toen ze allemaal op de afdeling in de Ruysdaelkliniek lagen, vond hij de anderen zo sterk. Dekker en Koster zijn er niet meer. En met Wiersema gaat het helemaal niet goed. Bokjes haalt een klein adressenboekje uit z'n zak. Of ik mijn adres erin wil schrijven. Hij laat me een lange lijst met namen zien. 'Voor straks. Voor haar, begrijp je,' zegt hij zacht en wijst door het raam naar zijn vrouw. 'Dan weet zij naar wie ze de kaarten moet sturen.'

'Denkt u dan dat het zo snel is afgelopen?' vraag ik.

'Dat is het 'm juist,' zegt hij en wijst met z'n vinger mijn richting op. 'Dat is nou net het grote raadsel voor mij. Wanneer?'

Meneer Wiersema komt niet op de polikliniek

11 februari. Wiersema staat op het lijstje patiënten die naar het spreekuur komen. Een paar keer loop ik naar de wachtkamer om te kijken of het echtpaar er al is. Dan hoor ik een snerpend fluitje. Een volslanke vrouw met bruine krullen zwaait driftig. Ik ken haar niet. Als ik verbaasd om me heen kijk, roept ze: 'Ik ben Liesbeth Quint! Je hebt zo vaak naast m'n bed gezeten.' Het is maanden geleden dat ik haar voor het laatst heb gezien. Ze lag lang op de verpleegafdeling: ziek, zwak en misselijk. Mager, met een hoofddoekje om haar kale hoofd te bedekken. Thuis was er niemand om voor haar te zorgen. Daarom ging ze naar een verpleeghuis. Toen de kanker terugkwam, wilde ze euthanasie en geen behandeling meer. Na enkele gesprekken met dokter Heller besloot ze het nog een keer te proberen.

'Leeft u nog?' wil ik vragen. Gelukkig slik ik het net op tijd in. 'Het gaat al bijna een jaar heel goed,' vertelt ze. De foto's zijn steeds stabiel. Ze is zelfs van plan om op dieet te gaan, lacht ze terwijl ze een klap op haar dijbeen geeft.

Aan het einde van de ochtend vraagt Heller aan Liem of hij iets van Wiersema heeft gehoord.

Liem knikt. 'De huisarts van Wiersema heeft gebeld. Hij vroeg of hij de behandeling mocht overnemen.' Wiersema is in korte tijd heel erg achteruitgegaan. Liem denkt dat hij vandaag misschien wel doodgaat. 'De foto's van Wiersema's longen waren stabiel,' vertelt hij. In de loop van de jaren is de arts 'zo sensitief geworden voor het klinische beeld van longkankerpatiënten' dat hij al een tijdje voelde dat Wiersema progressie had.

In de koffiekamer zitten de verpleegkundigen te praten. Dokter Heller schenkt net een kopje koffie in. Als hij me ziet, houdt hij de thermoskan uitnodigend omhoog. 'Wat zie jij er verhit uit,' zegt hij.

Ik zeg van mezelf geschrokken te zijn. En vertel dat ik mevrouw Quint bijna vroeg of ze nog leefde. De arts en de verpleegkundigen barsten in lachen uit. De verpleegkundigen zeggen dat zij dit herkennen. Ze praten onderling veel over 'wie er nu weer dood is gegaan'. Trouw lezen ze de overlijdensadvertenties. Soms hebben ze 'iemand dood verklaard' die een tijdje later de polikliniek bezoekt.

Ik zeg me opeens te realiseren dat er achter de schermen heel anders wordt gepraat dan met de patiënt. Artsen en verpleegkundigen zeggen voortdurend 'dat het niet lang meer duurt'. Maar de patiënt krijgt te horen dat 'het moeilijk is iets over de toekomst te zeggen'. Er wordt zelden over termijnen gesproken. Laat staan dat het woord 'dood' in de mond wordt genomen. 'Marcel,' zeg ik dan tegen dokter Heller, 'jij wenste kortgeleden meneer Wiersema een prettige kerst. Tegen mij zei je dat het z'n laatste kerst zou worden. Je hebt gelijk gekregen. Hij ligt nu thuis dood te gaan. Maar je zei dat niet tegen meneer en mevrouw Wiersema?'

'Tja,' zegt de arts, 'zo gaat dat nou eenmaal.'

Afscheid

13 februari. Op zondagochtend gaat de telefoon bij mij thuis. Een gebroken stem zegt mijn naam. Het is mevrouw Wiersema. Ze zegt dat haar man op sterven ligt. Ze wil niet dat ik zijn dood verneem via een rouwkaart. Mevrouw Wiersema heeft vanochtend mevrouw Dekker gebeld om te vragen of ze mij zou bellen. Ze twijfelde omdat het mijn vrije dag is. Mevrouw Dekker zei dat ze gewoon moest bellen.

'Vindt u het prettig dat ik kom?' vraag ik dan.
'Het gaat erom of jij het prettig vindt om te komen.'
'Ik wil u niet belasten.'
'Je belast ons niet.'
'Ik kom graag,' geef ik toe.

Als ze later die middag de deur naar de voorkamer opendoet, pakt ze mijn hand. Haar man is onherkenbaar. Ik moet niet schrikken. Ik concentreer me op de eenpersoonskamers van de longafdeling, waar vaak stervende patiënten liggen. Ik zie de gezichten. Ik ruik de geur. Ik knijp mevrouw Wiersema zacht in haar hand. Haar man ziet er uitgeteerd uit. Ze wekt hem.

'Joop, Anne-Mei is er,' zegt ze met enige stemverheffing. 'Anne-Mei uit het ziekenhuis.' Hij doet moeite om zijn ogen open te doen. Hij kijkt en zwaait met zijn hand.

'Ik kom afscheid nemen,' zeg ik met een brok in mijn keel. Ik zie het eerste consult bij dokter Liem weer voor me. 'We hebben zoveel gedeeld,' vervolg ik misschien meer voor mezelf dan voor hem. 'Uw vrouw heeft me gebeld en daar ben ik blij om.' Zijn hand zwaait richting mijn hand. Hij pakt me vast en trekt me met veel meer kracht dan ik verwacht naar zich toe. Plotseling drukt hij me weg.

'Ik zal u met rust laten,' zeg ik. Ik herken de man die ik ruim een jaar daarvoor heb leren kennen. Ontkennend en vechtend. 'Natuurlijk, ik word beter. Let maar op, volgend jaar ben ik weer aan het werk.' Ik ben verdrietig om zijn eenzame strijd.

Mevrouw Wiersema vertelt dat ze het contact met mevrouw Dekker nu erg prettig vindt. Ze zijn weer gelijkwaardig en kunnen elkaar steunen. Ook mevrouw Bokjes heeft ze deze week een paar keer gesproken. Die gaf op een gegeven moment de hoorn aan haar man. Bokjes huilde: 'O, Hanneke, ik ben de volgende.'

Eigenlijk had ze niet met Bokjes moeten praten, vindt ze nu. Hij is daardoor erg van streek geraakt. Ze herinnert zich nog goed hoe confronterend een tijdje geleden het contact met de Dekkers was. Toen konden zij het niet aan. Nu zit Bokjes in die positie.

'In het ziekenhuis zijn ze altijd eerlijk geweest,' zegt mevrouw. Ze mochten altijd de foto's zien. Die hingen er als ze de spreekkamer binnenkwamen. De laatste keer echter niet. Wiersema vroeg direct waar de foto's waren. Dokter Liem zei toen dat hij ze met dokter Meulman had bekeken. Dat ze er goed uitzagen. Het echtpaar twijfelt daarover.

Toen haar man deze week veel slechter werd, besloot ze de huisarts te bellen. In het ziekenhuis zouden ze hem opnemen en dat wil hij niet. Ze kan 'niet anders zeggen' dan dat de huisarts het fantastisch regelt. Hij heeft ook naar het ziekenhuis gebeld om te vertellen hoe het ervoor staat. Dan hoefde zij het niet te doen. De afgelopen tijd hadden ze weinig contact gehad met de huisarts. Als ze hem spraken, gaf hij andere adviezen dan de artsen in het ziekenhuis. Dat was niet prettig. Maar nu is hij een goede steun. Hij heeft morfine voorgeschreven. De pillen liggen in de koelkast. Wiersema heeft ze gelukkig nog niet nodig gehad.

Met Natasja, de hypnotherapeute, heeft ze kortgeleden contact opgenomen. Zij zei dat Joop een griepspuit had moeten hebben. Mevrouw Wiersema kon er niet op reageren. Ze heeft altijd gedacht dat 'als het Joop zijn tijd is, het Joop zijn tijd is'. Daar kan geen hypnotherapeute of dokter wat aan doen.

De wijkzuster vindt dat ze haar man moet vertellen dat hij doodgaat. Ze moeten er samen over praten. Dat zou goed zijn, volgens de wijkzuster. De stem van mevrouw Wiersema is dun en schril. Over haar schouder kijk ik door de glazen wand, waarachter de stervende Wiersema ligt. 'We hebben nooit samen over zijn dood gepraat,' zegt ze dan. Haar handen trillen. 'Daar is hij de man ook niet naar. Moet ik dat dan nu nog gaan zeggen? Hij weet het echt wel. Hij heeft een paar keer gezegd: "Breng me maar naar Het Bosveld." Je weet wel, de begraafplaats hierachter.'

14 februari. Als ik thuiskom van mijn werk, belt mevrouw Wiersema. Haar man is de avond ervoor overleden. Op zijn manier heeft hij afscheid genomen.

Ze heeft een afscheidsbrief gevonden. Daarin schrijft hij hoe alles na zijn dood moet worden geregeld. Welke muziek er gedraaid moet worden tijdens de begrafenis. Hij schrijft ook dat hij het zo ontzettend fijn met zijn familie heeft gehad. Hoe blij hij met ze is. Daar wil hij ze voor bedanken.

De begrafenis

17 februari. De aula van Het Bosveld is vol. De kist van Wiersema staat schuin op het podium. Ik kijk naar de ruggen van mevrouw Wiersema en haar vier kinderen. De oudste kijkt achterom. Ze buigt naar haar moeder en fluistert wat in haar oor. Mevrouw Wiersema kijkt me over haar schouder aan. Ik knik haar toe. Ze glimlacht verdrietig terug.

Een man in een grijs pak neemt plaats achter de microfoon op het podium. Het is de chef van Wiersema. Hij vertelt over 'een harde werker', 'een slopende ziekte' en 'een plotseling einde'. Want gaf Wiersema niet steeds de indruk zeer binnenkort weer aan het werk te kunnen?

We lopen in een stoet naar het graf. Voor mij lopen de chef en enkele andere mensen van het bedrijf. Ik vang flarden van de op fluistertoon gevoerde gesprekken op. 'Dit jaar zijn er al drie aan kanker overleden.'

'Wiersema is de vierde.'

Wie zal de volgende zijn? doe ik in gedachten mee.

De begrafenisondernemer vraagt de aanwezigen de familie nog even met rust te laten. Eerst een kopje koffie, dan condoleren. Mijn koffie is snel op. Mevrouw Wiersema houdt me lang vast. 'Wat lief dat je bent gekomen,' zegt ze steeds zachtjes op mijn schouder. De kinderen omhelzen me en bedanken me. Waarvoor? Ik pak mijn jas en moet naar buiten. Frisse lucht.

Terugblik

Als de trein stopt, draai ik het raampje naar beneden en speur het perron af. Ze heeft een grote witte kartonnen taartdoos in haar handen. Ze is weinig veranderd. 'Mevrouw Wiersema, hier!' roep ik. In het gangpad van de coupé omhelzen we elkaar. We praten direct over wat ons bindt: de tijd in het ziekenhuis. Een halfuur later stappen we uit. Voor het station staan Johan, Vera en Roosje bij de auto op ons te wachten. Met zijn vijven rijden we naar het huis van mevrouw Dekker. De laatste keer dat ik er was, lag meneer Dekker opgebaard in de bijkeuken.

We praten de hele dag over 'toen'. Er is drie jaar voorbijgegaan, maar we weten alles nog. De dansende meneer Wiersema in een wit verpleegstersschort. De kratjes bier op het balkon. En ook het afschuwelijke bloed prikken, de misselijkheid en het verdriet. En natuurlijk hebben we het over medepatiënten Koster en Bokjes en de artsen.

Er zijn ook vragen. Was het een wetenschappelijk onderzoek waaraan hun mannen deelnamen? Dat hebben ze nooit goed begrepen. Achteraf hadden ze liever niet gehad dat hun mannen daaraan meededen. Want voor dat onderzoek moest steeds bloed worden geprikt en dat was het allerergste. Vooral Dekker kon het bijna niet meer opbrengen, vertelt zijn vrouw. Zij denkt dat haar man toch weer mee zou doen. Hij deed alles wat hem werd gevraagd. Hij wilde niet 'moeilijk doen' en vooral niet zeuren. Vreselijk vond hij het dat zijn vrouw zo kritisch was op het ziekenhuis. Dekker gaf zich volledig over aan de artsen en bleef op hen vertrouwen.

Mevrouw Wiersema vindt het moeilijkste dat ze nooit hebben gepraat over zijn dood. Haar man wist dat hij doodging. Zoiets 'voel je gewoon'. Hij was er alleen de man niet naar om erover te praten.

Mevrouw Dekker is blij met het bewuste afscheid van haar man. Het is voor hem ook goed geweest, denkt ze. 'Hij heeft alles kunnen regelen. Hij voelde dat hij doodging. Hij was er klaar voor. In het verwerkingsproces liep hij voorop. Hij was steeds een fase verder dan de rest van de familie. Daarom heeft hij een deel van het rouwproces alleen doorgemaakt.' Toen hij had verwerkt dat hij doodging, drong het pas tot haar en de kinderen een beetje door.

Voor mevrouw Wiersema was het beter geweest als ze wel met haar man over de dood had kunnen praten, zegt ze. Als ze hoort hoe de familie Dekker afscheid heeft genomen, vindt ze het erg jammer dat zij dit niet hebben gedaan. Of het voor haar man beter was geweest, durft ze niet te zeggen.

Wat ze ook moeilijk vindt, is dat haar zoon op reis is gegaan. Als hij had geweten daardoor de laatste kerst met zijn vader te moeten missen, was hij niet gegaan. Die reis had ook later gekund. Haar zoon zit daar nog steeds mee. 'Het is een beetje jammer dat de artsen hen niet beter op het naderende einde van haar man hebben voorbereid,' zegt ze voorzichtig. 'Dat ze niet vaker en duidelijker hadden gezegd dat het snel kon zijn afgelopen.' Dat heeft ze hen nooit horen zeggen. Misschien dat dan eerder tot hen was doorgedrongen hoe ernstig de situatie was. 'Je hebt steeds die hoop,' zegt ze. 'Je wilt dat het goed komt. En op een gegeven moment denk je dat het goed komt.' Als ze minder hoop hadden gehad, hadden haar man en zij misschien wel gepraat over zijn dood.

Mevrouw Dekker luistert aandachtig. Ze knikt een paar keer. Maar ze weet niet of de artsen duidelijker hadden moeten zijn. Volgens haar heb je hoop nodig om te kunnen strijden. Anders kun je het niet opbrengen.

Mevrouw Wiersema heeft kritiek op het taalgebruik van de artsen. Bij 'niet meer beter worden' denk je niet direct aan doodgaan, zegt ze. Mevrouw Dekker vindt het belangrijk hoe slecht nieuws wordt gebracht. Zij heeft veel gehad aan het gesprek met dokter Racz. Dat was een doorbraak. Dokter Racz nam de tijd en heeft duidelijk uitgelegd hoe het zat met de tumor: de ziekte is als een onzichtbaar web dat een spin maakt, het gaat nooit meer weg.

Ze denkt nu heel anders over de ziekte van haar man. Ze weet dat het dodelijk is. Een tijdje geleden las ze dat de vriend van Jos Brink longkanker heeft. In een tijdschrift stond dat 'de behandeling goed was aangeslagen'. Dat er van de kanker 'niets meer was te zien'. Dit soort berichten gelooft ze niet meer. Zij dacht: mij maak je dat niet wijs; hij komt er niet meer vanaf.

Een buurman van mevrouw Wiersema is een halfjaar geleden overleden aan kanker. Ze is direct naar zijn vrouw gegaan, omdat ze weet wat deze doormaakt. Vroeger zou ze dat niet hebben gedaan.

Mevrouw Wiersema vraagt zich af wat zij zou doen als zij longkanker krijgt. Als ze zeventig jaar was, zou ze zich niet laten behandelen. Misschien zou ze het nu al niet doen. Dat begrijpt mevrouw Dekker wel, maar voor haar ligt het anders. Haar leven heeft weer kleur gekregen door de geboorte van haar kleinkind. Er zijn weer dingen die de moeite waard zijn voor te leven. Daarom zal zij zich waarschijnlijk toch weer aan 'die laatste strohalm' vastklampen.

Beide vrouwen hadden behoefte aan meer tijd en aandacht van de artsen. 'Alles is nieuw,' legt mevrouw Wiersema uit. 'Je hebt geen idee wat er gaat gebeuren. Je hebt zoveel vragen.' Ook zou een gesprek met de arts na het overlijden van hun mannen prettig zijn geweest. Dan hadden ze alles nog eens door kunnen nemen. Mevrouw Dekker heeft dokter Liem gebeld om te zeggen dat haar man was overleden. Ze had allerlei vragen, maar ze klapte dicht toen ze de stem van de longarts hoorde.

Hoop op genezing

Fatale afloop wordt weggemoffeld
Hoe komt het dat longkankerpatiënten van wie het leven een tot twee jaar kan worden verlengd, zeggen 'genezen te zijn verklaard'? Die vraag hield me bezig vanaf het moment dat ik in de wachtkamer van de polikliniek Longoncologie patiënten dit hoorden zeggen.

Allereerst wordt het verloop van de ziekte niet duidelijk aan patiënten verteld. De arts spreekt alleen over het totale ziekteverloop en de fatale afloop tijdens slechtnieuwsgesprekken: na het stellen van de diagnose, bij een recidief en als de patiënt is 'uitbehandeld' in het ziekenhuis.

Als de patiënt hoort longkanker te hebben, zegt de arts dat 'genezing waarschijnlijk niet meer tot de mogelijkheden behoort', maar er wordt geen indicatie van een termijn gegeven. Het is volgens artsen moeilijk daar uitspraken over te doen. De prognose van de patiënt is afhankelijk van allerlei factoren, zoals de reactie van de tumor op de chemotherapie. Bovendien kan het noemen van een termijn verlammend werken. Patiënten leven naar die datum toe en als die niet klopt, is dat verwarrend.

Het meest opvallende in het slechtnieuwsgesprek is de snelle overgang van voorlichting over de fatale afloop van de ziekte naar de behandeling. Aan de behandeling wordt verreweg de meeste tijd en aandacht besteed. In vergelijking daarmee lijkt de fatale diagnose zelfs te worden 'weggemoffeld'. Niet alleen door de specialist. Ook de patiënt verplaatst dankbaar zijn aandacht naar 'wat eraan is te doen'.

Veel patiënten voelen zich niet erg ziek als de diagnose wordt gesteld en zeker niet doodziek. Ze houden er rekening mee dat er iets ernstigs aan de hand is, maar niet met een doodvonnis. Dat overvalt de meeste patiënten. De medische technologie diagnosticeert sneller dan hun gevoel. Het is voor patiënten dan ook nauwelijks te bevatten dat hun lichaam hen binnen korte tijd in de steek zal laten. Niet kunnen vertrouwen op hun eigen gevoel maakt ze onzeker. 'Hoe het gaat' wordt vanaf dit moment bepaald door de arts en onderzoeksuitslagen. 'Het zijn de foto's die zeggen dat ik ziek ben. Niet ik,' zei een patiënt treffend.

Lange- en kortetermijnperspectief
Tijdens de behandeling met chemotherapie wordt nauwelijks gepraat over het 'langetermijnperspectief' ofwel het globale ziekteverloop met de fatale afloop. Alle aandacht is gericht op het 'kortetermijnperspectief'. Na de ene chemokuur volgt de volgende. Tussendoor zijn er controles en steeds is er wel een volgende foto, scan of bloeduitslag waar het wachten op is. Specialisten brengen orde in het onzekere bestaan van patiënten door hun tijd te vullen met bezigheden. De behandeling en ziekenhuisbezoeken delen het leven van patiënten op in overzichtelijke brokken. Ieder stukje dat is doorlopen, is voor de patiënt een overwinning en vermindert de grote angst. Bezig zijn met de

behandeling is 'iets doen' aan het angstaanjagende ziekteproces. Het 'kortetermijnperspectief' overheerst, waardoor aan het 'langetermijnperspectief' (de ongeneeslijkheid van de ziekte) niet meer hoeft te worden gedacht.

Patiënten krijgen te horen dat pas over de prognose wat kan worden gezegd als duidelijk is hoe de behandeling aanslaat. Dan worden uitspraken echter opnieuw vooruitgeschoven en afhankelijk gesteld van toekomstige behandelingen en onderzoek. Doordat de patiënt steeds iets in het vooruitzicht wordt gesteld, kan hij zich niet instellen op zijn naderende dood.

Met de begrippen 'kortetermijnperspectief' en 'langetermijnperspectief' kan worden beschreven wat opvalt in de arts-patiëntcommunicatie. Dat is de tegenstelling tussen het grote probleem op de lange termijn, de ongeneeslijke ziekte waaraan de patiënt ondanks behandeling zal overlijden, en de daarmee vergeleken kleine problemen op korte termijn die met de behandeling gepaard gaan. Aan het kortetermijnperspectief wordt disproportioneel veel aandacht besteed.

Dit heeft vast te maken met de sterke controlebehoefte in de westerse cultuur. De drang alles beheersbaar en oplosbaar te houden. Daaruit vloeit de neiging voort om problemen die we niet onder ogen willen zien – omdat we niet in staat zijn ze op te lossen – te verbrokkelen. We maken van grote problemen kleine problemen die wel oplosbaar of hanteerbaar zijn.

Taalgebruik

De informatie over het langetermijnperspectief van de ziekte is verhuld. De arts praat hierover alleen tijdens slechtnieuwsgesprekken. Artsen en verpleegkundigen praten onderling wel over de prognose van patiënten. Over het kortetermijnperspectief van de ziekte mag altijd met patiënten worden gepraat.

Het taalgebruik van artsen is vaak dubbelzinnig. Voor een deel gebeurt dit onbewust. Een woord als 'behandelen' heeft bijvoorbeeld in het dagelijkse taalgebruik een positievere klank dan in het medisch jargon. Als de longarts zegt: 'deze tumor is goed te behandelen' is het logisch dat de patiënt denkt dat 'het goed komt'. Terwijl in het medisch jargon 'behandelen' een veel neutralere betekenis heeft.

Er is ook bewust dubbelzinnig taalgebruik. De specialist die zegt dat 'er geen afwijkingen meer zijn te zien op de röntgenfoto's' of 'uw longen zijn schoon', spreekt de waarheid. Er is niets meer te zien op de foto's. Het ligt voor de hand dat de patiënt dit interpreteert als dat de kanker weg is en hij genezen is. Maar de arts weet dat de kanker er nog wel zit en terug zal komen.

Er zijn ook non-verbale dubbelzinnigheden. Een voorbeeld zijn de intensieve behandelingen. Het is onvoorstelbaar dat deze niet genezend zouden zijn. Patiënten en naasten vertrouwen op de medische ontwikkelingen. In de wachtkamer op de polikliniek gonsde het regelmatig van mogelijke toekomstige wonderen. Heel begrijpelijk, want zeiden de artsen niet dat er twintig jaar geleden nog geen behandeling was voor het kleincellig bronchuscarcinoom? En kijk nu eens!

De behandeling, de gedachte 'dat er wat gebeurt', heeft een rustgevende, bijna magische werking op de gemoedstoestand van patiënten. Er waren patiënten die pas rustig werden als ze aan het infuus met chemotherapie zaten. Wat de dokter zei, woog zwaarder dan wat de patiënt voelde. De verantwoordelijkheid voor hoe het gaat met de ziekte en de zieke ligt bij de arts. Maar ook louter de aanwezigheid van de arts maakt dat patiënten zich beter gaan voelen. Dokter Liem noemde dit de 'aura' van de arts.

De patiënt
De hoop van patiënten wordt niet alleen veroorzaakt door artsen. Patiënten spelen zelf ook een actieve rol. Overmand door emoties horen ze vaak niet wat de arts vertelt. Bovendien willen ze beter worden en hebben ze belang bij het niet horen van slechte boodschappen. Het kan lang duren voordat slecht nieuws doordringt.

Het verdringen van slecht nieuws en hoop blijven houden is mensen eigen, gaven artsen te kennen. De vraag is echter of dat de enige verklaring is. De socioloog Frank[1] beschrijft hoe in onze cultuur het 'herstelverhaal' overheerst. Of we nu naar serieuze programma's over de gezondheidszorg kijken of naar soaps, of we voorlichtingsfolders of kranten lezen, er is eenzelfde plot van herstel: 'Gisteren was de patiënt gezond, vandaag is hij ziek, maar morgen is hij dankzij allerlei ingrepen weer beter.'

De verhaallijn is aangekleed met onderzoek, behandelingen, kundigheid van artsen en inzet van de patiënt. Voor patiënten is het moeilijk een ander verhaal te vertellen. Er wordt verwacht dat ze genezen. En van artsen wordt verwacht dat ze patiënten beter maken.

Patiënt en naasten zijn niet altijd hoopvol. Na de diagnose is er grote wanhoop. De hoop ontstaat tijdens de behandeling en is typerend voor de remissiefase. Patiënten gaan twijfelen als ze een recidief krijgen, medepatiënten zien achteruitgaan en als de arts zich minder positief uitlaat. Dan is het moeilijk op de hoopvolle uitlatingen terug te komen, omdat patiënt en dierbaren elkaar willen sparen.

De inconsistente uitlatingen van patiënten waren verwarrend. Het ene moment waren ze vol hoop, het andere wanhopig. Het duurde even voordat ik begreep dat die gevoelens naast elkaar kunnen bestaan. En dat zowel de uitspraken over hoop, als die over wanhoop 'echt waar' zijn.

In de loop van de tijd komen patiënten steeds meer te weten over hun ziekte. Dat ontdekken kost tijd, maar ook het wennen aan de gedachte dood te gaan en afscheid te moeten nemen heeft tijd nodig. Het besef van een naderende dood dringt langzaam door en is sluimerend aanwezig. Afhankelijk van de context is het besef er het ene moment meer en het volgende moment minder. Patiënten weten dat ze doodgaan, maar tegelijkertijd ook niet. Ze verkeren in een toestand 'van weten en niet weten'.

In deze tijd is het ideaal: alles weten en zelf kiezen. Maar patiënten willen en kunnen dat vaak niet. Behandelen is vanzelfsprekend: liever vandaag dan morgen. Ze hebben geen keus. Ze staan met de rug tegen de muur. Niets doen en afwachten, is geen optie.

---

[1] Frank, A.W. (1995). The wounded storyteller; body, illness and ethics. Chicago: The University of Chicago Press.

Als over de behandeling wordt besloten, kunnen patiënten hun situatie moeilijk overzien. Ze weten niet hoe de ziekte zich ontwikkelt en bevatten de consequenties van behandelen niet. Ze zijn wanhopig en willen worden geholpen. Dat past niet bij het ideaalbeeld van de rationele mens. Mensen zijn niet alleen onafhankelijk en zelfredzaam, maar ook kwetsbaar en sterfelijk. In verschillende fasen van hun leven zijn ze op zorg van anderen aangewezen. Het beeld van de rationele, ondubbelzinnige patiënt is dan ook op zijn best een abstractie en misschien wel een karikatuur.

Kostbare tijd
Als patiënten horen longkanker te hebben is hun tijd beperkt. Levensverlenging kan van grote betekenis zijn voor de afronding van het leven. Die extra tijd wordt echter voor een groot deel opgevuld met ziekenhuisbezoeken, angst, (valse) hoop en een steeds groter wordende afhankelijkheid van de medische stand.

De mensen die bij de behandeling betrokken zijn, doen alsof ze verantwoordelijk willen zijn, maar in de praktijk leggen ze de verantwoordelijkheid elders. De verpleegkundige vindt dat de arts de patiënt moet informeren. Volgens de arts is de psychosociale begeleiding de taak van de verpleging of de huisarts. En de patiënt wil beter worden, die legt zijn lot in de handen van de arts.

Zo staat iedereen in dienst van 'het proces'. Niemand stelt dat proces ter discussie. De vraag is of de betrokkenen zien welke rol ze in het totale proces spelen. Dat is geen beschuldiging naar individuen. Er is sprake van een 'rijdende trein' waar iedereen in zit en waarin de angst voor eerlijkheid opvalt.

Mensen die hun leven lang vervelende waarheden uit de weg zijn gegaan, moeten dit ook in hun laatste levensfase kunnen doen. Maar zij die hun naderende dood wel onder ogen kunnen zien, moeten hier de gelegenheid voor krijgen. Duidelijke informatie, gedoseerd en herhaald gebracht, zou hierbij kunnen helpen. Dat zou tot een bewuster afscheid kunnen leiden, wat volgens nabestaanden ook hun rouwproces ten goede komt.

Patiënten en naasten hebben er behoefte aan te praten over niet-medische zaken: de betekenis van de ziekte en behandelen in hun leven. Structureel aandacht voor psychosociale elementen zou goed zijn. En ook meer eenheid in de behandeling. De behandeling valt in verschillende delen uiteen: de polikliniek, de diverse afdelingen in het ziekenhuis en thuis. De patiënt krijgt met vele hulpverleners te maken. De medische informatie wordt meestal goed overgedragen, maar niet de informatie over hoe de patiënt en familie de ziekte verwerken. Het zou goed zijn als er ook afstemming zou zijn over psychosociale zorg en als iemand de regie daarvan op zich zou nemen.

Arts en patiënt in de houdgreep
De hoop van patiënten wordt voor een belangrijk deel veroorzaakt door een disbalans in de communicatie. Er wordt te weinig tijd besteed aan het langetermijnperspectief in vergelijking met het kortetermijnperspectief. Artsen en patiënten doen dit samen.

Kenmerkend is hun ambivalentie. De arts wil het doodvonnis wel en niet vertellen, en de patiënt wil het wel en niet weten. Beiden zijn bang voor de confrontatie met de medische waarheid en elkaar. Arts en patiënt houden elkaar in de houdgreep: de arts wil redden en de patiënt wil gered worden.

In het begin van het onderzoek verbaasde ik me erover hoe weinig vragen patiënten stellen. Dat komt doordat er een grote sociale afstand tussen arts en patiënt is. Artsen hebben gestudeerd en vertegenwoordigen een wereld waar patiënten ontzag voor hebben. Ze vinden het daarom moeilijk aandacht te vragen voor wat zij belangrijk vinden. Een andere verklaring is dat patiënten niet 'lastig' willen zijn en niet te veel tijd van de arts willen vragen. Maar na verloop van tijd zag ik dat ook de angst voor het antwoord patiënten terughoudend maakt vragen te stellen. Het zou heel goed kunnen dat artsen zich daaraan aanpassen en hun informatie afstemmen op de vragen van patiënten. Als er geen vragen worden gesteld, wordt dit door artsen geïnterpreteerd als 'niet willen weten' en dat wordt gerespecteerd.

Patiënten plaatsen artsen op een voetstuk. Ook uit eigen belang, want het is gemakkelijker te geloven in iemand met aanzien. Door het diepgewortelde verzet tegen sterfelijkheid en de daaruit voortvloeiende onmacht om met de dood om te gaan, wordt de hoop gevestigd op artsen. Artsen zijn geneigd deze hoop te geven. Soms zonder zich daarvan bewust te zijn, soms tegen beter weten in. Zo wordt door medisch handelen de doodsangst van patiënten ingedamd en aan hun drift tot overleven tegemoetgekomen.

Arts en patiënt werken samen aan iets wat begrijpelijk is, maar wat voor patiënten en naasten niet altijd goed is. Hoop geeft kracht om de behandeling te doorstaan. Het is ook een manier om met de situatie om te gaan. Maar als de hoop vals blijkt te zijn, is dat pijnlijk. Bovendien komt de acceptatie van de dood en het afscheid daardoor in gedrang. Een weduwe sprak treffend van 'gestolen tijd'.

Het openbreken van de houdgreep is aan de professional. Het vereist een actieve, op de patiënt gerichte houding. Het gaat er niet alleen om óf het wordt gezegd, maar ook wanneer, hoe en hoe vaak erover wordt gepraat. Bewustwording van een naderende dood laat zich moeilijk dwingen, maar wel begeleiden. Dat dit goed gebeurt, is van belang, want patiënten moeten de kans krijgen hun leven af te sluiten.

Verantwoording

Dit boek is een bewerking van mijn proefschrift *Palliatieve behandeling en communicatie; een onderzoek naar het optimisme op herstel van longkankerpatiënten* (1999, Engelse vertaling 2001). Na het verschijnen kreeg ik vele reacties. Artsen en verpleegkundigen herkenden de hoop van patiënten. Hoe hiermee om te gaan, noemden ze een van de grootste dilemma's in hun dagelijkse werk. Patiënten en familieleden voelden zich gesteund door de ervaringsverhalen van de beschreven patiënten. Het boek voorzag in de behoefte meer te weten over de zienswijzen van artsen en verpleegkundigen en over hoe het in het ziekenhuis toegaat.

    Die reacties hebben me ertoe gebracht een herziene versie voor een algemener publiek te schrijven, waarin het verhaal van de patiënten centraal staat. Iedereen kent mensen die heel ernstig ziek zijn of stervende, en vol hoop zijn. Dit boek laat zien wat ze meemaken en geeft inzicht in het ontstaan van de hoop.

    De in dit boek beschreven patiënten lijden aan een speciale vorm van longkanker. De explosieve tumor is bijna altijd uitgezaaid als deze wordt ontdekt, en ongeneeslijk. De tumor verdwijnt na enkele behandelingen als sneeuw voor de zon van de röntgenfoto's, maar komt altijd terug. Behandeling is dan opnieuw mogelijk. Uiteindelijk wordt een levensverlenging bereikt van gemiddeld één tot twee jaar. Door het dynamische ziekteproces en de enorme respons op chemotherapie is het ontstaan van hoop op genezing bij deze patiënten een logisch gevolg.

    Toch is de reikwijdte van dit boek groter dan de groep patiënten met dit type kanker. Dat maak ik op uit de reacties die ik kreeg van betrokkenen bij andere soorten van kanker en zelfs van andere ziekten. De mechanismen die hoop veroorzaken, worden bij het kleincellig bronchuscarcinoom uitvergroot, maar geven daardoor juist een goed inzicht in hoe het werkt.

    De mensen die ik in dit boek beschrijf, zijn niet echt. Wel heb ik in het ziekenhuis mensen leren kennen die mij sterk hebben geïnspireerd tot het creëren van de personages. Ter wille van de anonimiteit zijn de namen, persoonskenmerken en sociale omstandigheden veranderd.

Woord van dank

Onderzoek en schrijven doe je niet alleen. Veel mensen waren betrokken bij het ontstaan van dit boek. De patiënten en hun naasten, die me in een zo emotionele periode van hun leven hebben toegelaten. De artsen en verpleegkundigen, die de moed hadden om me mee te laten kijken. Ze hebben me meer wijsheid gegeven over ziekzijn en sterven dan ik ooit uit boeken zal kunnen halen. Ik ben hun veel dank verschuldigd.

Een paar mensen wil ik persoonlijk noemen: Gerard Koëter, Tony Hak, Robert Pool, Marleen Bakker, Gerrit van der Wal, Harry Groen, Suzanne Bogman, Karin Linden, Rien van Eck en Onno Zeylstra. Zij weten zelf waarom.

GPSR Compliance
The European Union's (EU) General Product Safety Regulation (GPSR) is a set of rules that requires consumer products to be safe and our obligations to ensure this.

If you have any concerns about our products, you can contact us on

ProductSafety@springernature.com

In case Publisher is established outside the EU, the EU authorized representative is:

Springer Nature Customer Service Center GmbH
Europaplatz 3
69115 Heidelberg, Germany

www.ingramcontent.com/pod-product-compliance
Ingram Content Group UK Ltd.
Pitfield, Milton Keynes, MK11 3LW, UK
UKHW051251180426
11947UKWH00020B/1652